RAPPORT MÉDICAL

SUR

LE CORPS EXPÉDITIONNAIRE DE CHINE

(1900-1901)

PAR

M. JACQUEMIN

MÉDECIN EN CHEF DE LA MARINE
DIRECTEUR DU SERVICE DE SANTÉ DU CORPS EXPÉDITIONNAIRE

ET

M. BOURAS

MÉDECIN DE 1ʳᵉ CLASSE DE LA MARINE
ADJOINT À LA DIRECTION DU SERVICE DE SANTÉ

Extrait des *Archives de médecine navale*, mars-avril 1902

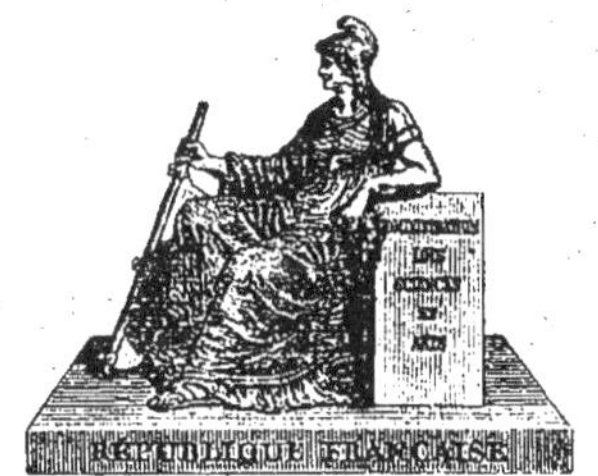

PARIS

IMPRIMERIE NATIONALE

MDCCCCII

RAPPORT MÉDICAL

SUR

LE CORPS EXPÉDITIONNAIRE DE CHINE

(1900-1901)

RAPPORT MÉDICAL

SUR

LE CORPS EXPÉDITIONNAIRE DE CHINE

(1900-1901)

PAR

M. JACQUEMIN

MÉDECIN EN CHEF DE LA MARINE
DIRECTEUR DU SERVICE DE SANTÉ DU CORPS EXPÉDITIONNAIRE

ET

M. BOURAS

MÉDECIN DE 1ʳᵉ CLASSE DE LA MARINE
ADJOINT À LA DIRECTION DU SERVICE DE SANTÉ

Archives de médecine navale, mars-avril 1902

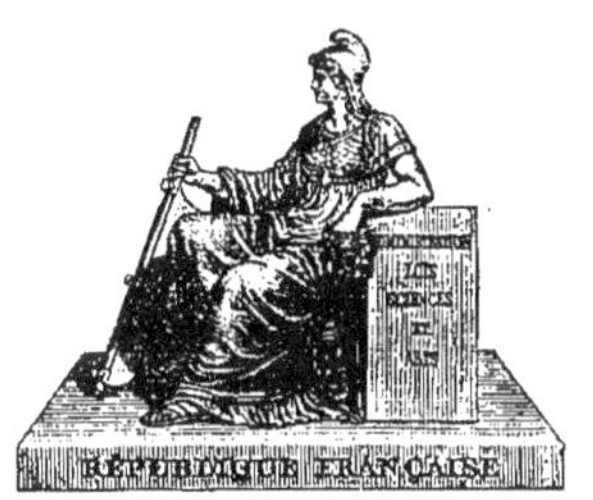

PARIS

IMPRIMERIE NATIONALE

MDCCCCII

RAPPORT MÉDICAL

SUR

LE CORPS EXPÉDITIONNAIRE DE CHINE

(1900-1901)

L'organisation du Service de santé du corps expéditionnaire de Chine ne s'est pas faite au début sans difficultés.

Elles résultent de deux causes :

1° Le peu de temps dont nous avons disposé pour sa préparation. Appelés au Ministère le 20 juillet 1900, nous nous embarquions à Marseille le 10 août.

2° L'absence de matériel de santé dans les approvisionnements de la Marine. Il a donc fallu nous adresser à plusieurs sources.

Au département de la Guerre, nous avons emprunté toutes nos formations sanitaires : ambulances, hôpitaux, etc.

A la Marine nous avons demandé les médicaments, objets de pansement, vivres d'hôpital, suppléments d'habillements, etc.

Enfin nous avons dû acheter à l'industrie ce que ni l'un ni l'autre ne possédait en quantités suffisantes : filtres, stérilisateurs d'eau, étuves, appareils de radiographie et de bactériologie.

L'organisation primitive du service médical, son fonctionnement en Chine, les instructions utiles qu'on en peut tirer au point de vue de la constitution d'une armée coloniale font le sujet du présent rapport.

Il comprendra quatre parties :

1° Organisation et fonctionnement du Service de santé;

2° Matériel du service;

3° Notes médicales sur les armées étrangères en Chine;

4° Statistiques et considérations médicales.

PREMIÈRE PARTIE.

ORGANISATION ET FONCTIONNEMENT DU SERVICE.

PREMIÈRE SECTION. — PERSONNEL.

1° **Bases de fixation.** — Au point de vue du personnel, les principales unités sanitaires prévues au moment de l'organisation du Corps expéditionnaire étaient :

Deux ambulances n° 3, avec supplément d'Algérie ;
Deux hôpitaux temporaires de 250 lits ;
Une réserve de personnel.

Le personnel (officiers et troupe) affecté à une ambulance n° 3 a été sensiblement égal aux deux tiers du personnel attribué à une ambulance de division d'infanterie du type B.

Le personnel (officiers et troupe) affecté à un hôpital temporaire de 350 lits a été approximativement le même que celui d'un hôpital de campagne.

Les autres unités, telles que hôpitaux temporaires de 100 et de 50 lits, n'ont pas été pourvues de personnel. L'une d'elles, qui a fonctionné (hôpital général de Tien-Tsin, 100 lits), a été dotée de deux médecins et d'un pharmacien de la Marine prélevés sur d'autres formations sanitaires.

Les infirmeries-ambulances attribuées aux corps de troupe ont fonctionné avec les médecins des régiments. Deux d'entre elles (Tong-Tchéou et Tong-Kou) ont reçu deux médecins de la Marine affectés au service des étapes.

Le personnel (officiers et troupe) affecté au magasin de réserve, à la section d'infirmiers et à la pharmacie de réapprovisionnement a été prélevé sur celui des autres formations sanitaires.

Le service des étapes et la réserve du personnel ont aussi été pourvus en officiers et en hommes de troupe par prélèvement sur les autres unités.

Les conditions nouvelles dans lesquelles s'est trouvé le corps expéditionnaire à son arrivée en Chine ont été naturellement cause de toutes ces modifications. Au lieu de la marche en avant on a fait de l'occupation. Deux hôpitaux existant déjà à Tien-Tsin ont été militarisés et le personnel a dû être prélevé sur les autres formations.

L'hôpital temporaire n° 2 installé à Tien-Tsin est devenu hôpital d'évacuation et tout le personnel de ce dernier a été affecté au service des étapes.

2° **Mise en route.** — Le personnel officier des formations sanitaires a été mis en route à des dates diverses. Embarqué par groupe sur trois ou quatre bateaux différents, il a débarqué en rade de Tong-Kou à compter du 22 septembre jusqu'au 7 octobre 1900.

L'embarquement par fractions du personnel médical est tout à fait rationnel et mérite d'être retenu.

Le personnel médical des corps de troupe a été embarqué et débarqué en même temps que les troupes elles-mêmes.

La rapidité avec laquelle s'est fait l'envoi en Chine du corps expéditionnaire n'a pas permis de classer toujours judicieusement les départs.

Ainsi les 390 infirmiers et les ambulances sont arrivés les derniers. En l'espèce, ce retard n'a pas eu de conséquences fâcheuses, puisque tout le personnel médical était arrivé 6 jours avant le matériel.

Il serait préférable, dans l'avenir, de faire partir en même temps que le personnel officiers d'une formation le matériel de cette dernière et les infirmiers qui y sont attachés.

L'officier d'administration de chaque unité doit être dirigé sur le point de départ pour surveiller l'embarquement du matériel. Il devra ensuite prendre passage sur le même navire.

Enfin il est d'utilité absolue d'envoyer dès le début des hostilités, et avec les premières troupes, un médecin, un pharmacien, un officier d'administration et un groupe d'infirmiers chargés d'organiser, à la base d'opérations, les magasins du service de santé et d'assurer le débarquement d'une façon rapide et méthodique.

1.

Cette mesure a été prise en Chine, en dehors des règlements, et nous a donné les meilleurs résultats.

3° **Répartition du personnel.** — Ainsi que nous l'avons déjà dit, le personnel du Service de santé avait reçu en France des affectations qu'il n'a pas été possible de respecter, par suite de la suppression de certaines unités et de la création de nouvelles.

Dans sa lettre n° 59 du 5 octobre (1900), c'est-à-dire deux jours avant l'arrivée du personnel à Tien-Tsin, le Directeur du Service de santé proposait au Général commandant en chef la répartition suivante, reproduite dans l'ordre de bataille du corps expéditionnaire à la date du 1ᵉʳ janvier 1901 :

DIRECTION.

MM. Jacquemin, médecin en chef de la marine, directeur du Service de santé.

de Couvalette, médecin principal de la marine, médecin du quartier général.

Bouras, médecin de 1ʳᵉ classe de la marine, adjoint au directeur.

Gayet, officier d'administration de 2ᵉ classe.

1° FORMATIONS SANITAIRES.

TIEN-TSIN.

Hôpital militaire français.

MM. Duval, médecin principal de la marine.

Sisco, médecin de 1ʳᵉ classe de la marine.

Petit, médecin de 2ᵉ classe de la marine.

Marty, médecin de 2ᵘ classe de la marine.

Nanta, pharmacien-major de 2ᵉ classe de la guerre.

Boulanger, officier d'administration de 1ʳᵉ classe de la guerre.

Martin, officier d'administration de 3ᵉ classe de la guerre.

Valet de Villeneuve, aumônier.

Hôpital général.

MM. Audiat, médecin de 1ʳᵉ classe de la marine.

Bellile, médecin de 2ᵉ classe de la marine.

Lautier, pharmacien de 2ᵉ classe de la marine.

Hôpital de l'École de médecine.

MM. DEPASSE, médecin principal des colonies.
TRICARD, médecin de 1re classe de la marine.
HOUILLON, médecin de 1re classe des colonies.
MARMEY, médecin de 2e classe des colonies.
DERBORD, aumonier.
BOISSET, pasteur.

Pharmacie d'approvisionnement.

MM. PÉRÉ, pharmacien-major de 1re classe de la guerre.
PERDRIGEAT, pharmacien de 2e classe de la marine.

Magasins de réserve. (Section d'infirmiers.)

MM. LABÉRE, officier d'administration de 1re classe de la guerre.
RAPHAL, officier d'administration de 3e classe de la guerre.

PÉKIN.

MM. TRIFAUD, médecin principal de 2e classe de la guerre, médecin-chef de
la place de Pékin et de la 1re brigade.

Ambulance de la 1re brigade.

MM. CLAVEL, médecin principal de la marine.
CARRÈRE, médecin de 2e classe de la marine.
AUGÉ, médecin de 2e classe de la marine.
LORNET, officier d'administration de 2e classe de la guerre.
JULIAN, aumônier.

Hôpital militaire.

MM. MACHENAUD, médecin principal de la marine.
DUBOIS, médecin de 1re classe de la marine.
COGNACQ, médecin de 1re classe des colonies.
OUDARD, médecin de 2e classe de la marine.
DUFOUR, médecin de 2e classe de la marine.
ARNAUD, pharmacien de 2e classe de la marine.
PROVENT, officier d'administration de 1re classe de la guerre.
DURAND, officier d'administration de 2e classe de la guerre.
CORNUAULT, aumônier.

PAO-TING-FOU.

M. DUCHÊNE, médecin principal de 2e classe de la guerre, médecin chef
de la 2e brigade.

Ambulance de la 2ᵉ brigade.

MM. Béchard, médecin-major de 1ʳᵉ classe de la guerre.
    Sabatier, médecin-major de 2ᵉ classe de la guerre.
    Licht, médecin-major de 2ᵉ classe de la guerre.
    Lafeuille, aide-major de 1ʳᵉ classe de la guerre.
    Vandenbosche, aide-major de 1ʳᵉ classe de la guerre.
    Bénard, officier d'administration de 1ʳᵉ classe de la guerre.
    Tusques, officier d'administration de 2ᵉ classe de la guerre.
    Jamon, aumônier.

ÉTAPES.
(Service des évacuations.)

MM. Dollieule, médecin principal de la marine, chef de service.
    Odet, officier d'administration de 2ᵉ classe de la guerre.

Place de Tien-Tsin.

M. Erdinger, médecin de 2ᵉ classe de la marine.

Place de Pékin.

M. Plomb, médecin de 2ᵉ classe de la marine.

Place de Pao-Ting-Fou.

M. Guilloteau, médecin de 1ʳᵉ classe de la marine.

Place de Chin-Van-Tao (base maritime).

M. Lorin, médecin de 1ʳᵉ classe de la marine.

Reserve du personnel.

MM. Fichet, médecin de 2ᵉ classe de la marine.
    Lesson, médecin de 2ᵉ classe de la marine.

N.-B. — Les médecins du Service régimentaire sont portés avec leurs unités.

2° PERSONNEL DES CORPS DE TROUPE.

1ʳᵉ BRIGADE.

16ᵉ régiment d'infanterie de marine.

MM. Hervé, médecin principal de la marine.
    Salaun, médecin de 1ʳᵉ classe de la marine.

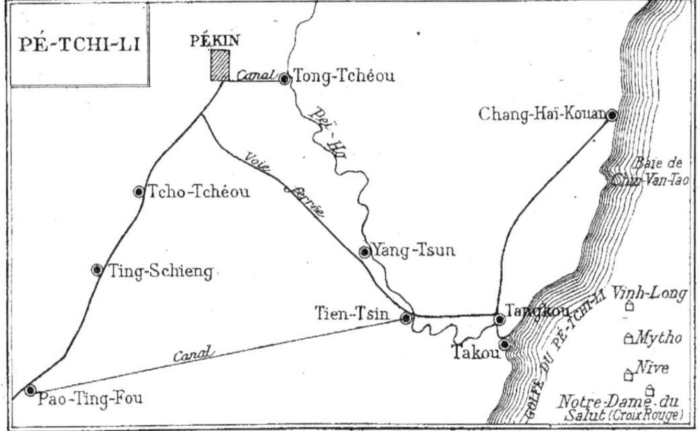

PÉ-TCHI-LI
PÉKIN
Canal
Tong-Tchéou
Chang-Haï-Kouan
Baie de
Siu-Van-Tao
Pei-Ho
Voie ferrée
Tcho-Tchéou
Yang-Tsun
Ting-Schieng
Vinh-Long
Tien-Tsin
Tangkou
Mytho
Canal
Takou
Nive
Pao-Ting-Fou
GOLFE DU PÉ-TCHI-LI
Notre-Dame du
Salut (Croix Rouge)

MM. Renaud, médecin de 1re classe de la marine.
Martin, médecin de 1re classe de la marine.
Hamon, médecin de 1re classe de la marine.
Brunet, médecin de 2e classe de la marine.

18e régiment d'infanterie de marine.

MM. Pfihl, médecin principal de la marine.
Jourdan, médecin de 1re classe de la marine.
Négretti, médecin de 1re classe de la marine.
Casanova, médecin de 1re classe de la marine.
Pancot, médecin de 2e classe de la marine.
Mesny, médecin de 2e classe de la marine.

17e régiment d'infanterie de marine.

MM. Philip, médecin principal de la marine.
Onimus, médecin de 1re classe de la marine.
Rétières, médecin de 1re classe de la marine.
Vergues, médecin de 1re classe de la marine.
Chartres, médecin de 2e classe de la marine.
Carbonnel, médecin de 2e classe de la marine.

Artillerie de marine (artillerie non embrigadée).

MM. Hennequin, médecin de 1re classe de la marine.
Letrosne, médecin de 2e classe de la marine.

Artillerie de la 1re brigade.

M. Duranton, médecin de 1re classe de la marine.

2e BRIGADE.

Régiment d'infanterie de marche.

MM. Beylier, médecin-major de 1re classe de la guerre.
Husson, médecin-major de 2e classe de la guerre.
Rocheblave, médecin-major de 2e classe de la guerre.
Ferrand, médecin-major de 2e classe de la guerre.
Coullaud, médecin aide-major de 1re classe de la guerre.
Guichard, médecin aide-major de 1re classe de la guerre.
Caujole, médecin aide-major de 1re classe de la guerre.

Régiment de marche de zouaves.

MM. Kauffmann, médecin-major de 1re classe de la guerre.
Visbecq, médecin-major de 2e classe de la guerre.
Barbot, médecin-major de 2e classe de la guerre.
Rouffignac, médecin-major de 2e classe de la guerre.
Pichon, médecin-major de 2e classe de la guerre.

MM. Jaffary, médecin aide-major de 1re classe de la guerre.
Bar, médecin aide-major de 1re classe de la guerre.
Picqué, médecin aide-major de 1re classe de la guerre.
Miramond, médecin aide-major de 1re classe de la guerre.

Artillerie.

MM. de Libessard, médecin-major de 2e classe de la guerre.
Berthelé, médecin aide-major de 1re classe de la guerre.

Demi-régiment de chasseurs d'Afrique.

M. Destrez, médecin-major de 2e classe de la guerre.

Génie.

M. Pouy, médecin-major de 2e classe de la guerre.

INFIRMIERS.

DÉPARTEMENTS.	PREMIER MAÎTRE.	SECOND MAÎTRE.	QUARTIER-MAÎTRE.	ORDINAIRE DE 1re CLASSE.	SERGENTS.	CAPORAUX.	SOLDATS.	TOTAL.	OBSERVATIONS.
Marine......	1	1	1	//	//	//	//	3	21 infirmiers coloniaux et annamites employés à l'hôpital de l'École de médecine au début des hostilités ont été rapatriés à la date du 29 octobre.
Colonies.....	//	1	//	1	//	//	//	2	
Guerre......	//	//	//	//	30	61	291	382	

Principaux établissements du Service de santé créés en Chine. — Les tableaux précédents font ressortir la création en Chine des formations suivantes :

1° Direction du Service de santé ;
2° Magasin de réserve du matériel ;
3° Pharmacie et réapprovisionnement ;
4° Commandement d'une section d'infirmiers ;
5° Ambulances de brigades ;
6° Hôpitaux temporaires militaires ;
7° Hôpitaux temporaires civils militarisés ;
8° Chefferie du Service de santé des étapes ;

9° Réserve de personnel;

10° Infirmeries-ambulances des corps de troupe et de gîtes d'étapes.

Il nous paraît nécessaire d'entrer dans quelques considérations générales.

Nous estimons que les quatre premières formations sont absolument indispensables dès le début d'une campagne. De leur prompte installation, en effet, dépend la mise en œuvre immédiate des unités sanitaires qui doivent suivre les troupes sur le champ de bataille.

Ce sont en quelque sorte les quatre éléments organiques du Service de santé, quelle que soit l'expédition projetée.

Ils constituent une garantie essentielle de bon ordre, de bonne direction et de bonne gestion.

Non moins essentielles sont évidemment les formations sanitaires proprement dites telles que infirmeries-ambulances, ambulance de brigade, hôpitaux temporaires et nous devons dire un mot sur chacune d'elles.

Infirmerie-ambulance. — L'infirmerie-ambulance est une nouveauté dans les approvisionnements de guerre. Elle a fait son apparition pour la première fois au Tonkin, où elle fut créée de toute pièces avec des moyens de fortune, sous l'inspiration de Dujardin-Beaumetz. Elle peut répondre largement aux premiers besoins d'un corps de troupe dans une campagne coloniale.

Son approvisionnement tient le milieu entre celui de l'ambulance et celui de l'infirmerie régimentaire. Avec lui les régiments possèdent des moyens sommaires d'hospitalisation et tout un matériel spécial de couchage. Il est facilement transportable et suffisamment pourvu de médicaments et de pansements.

La gestion d'une infirmerie-ambulance appartient au corps lui-même; elle tient dans une circulaire administrative de quelques lignes.

Nous croyons sincèrement que cette unité doit être adoptée définitivement dans une campagne coloniale, à la condition que les troupes n'en soient jamais séparées, surtout au début des opérations.

L'infirmerie-ambulance pèse 1573 kilogrammes; son encombrement est de 5^{m3}. Il serait encore possible d'y ajouter une tente du type Tollet du poids de 120 kilogrammes environ, qui nous paraît absolument indispensable dans une expédition coloniale.

Ambulance n° 3. — L'ambulance n° 3, avec son supplément pour colonne opérant en Algérie et son supplément de couchage de 50 lits, est l'unité qui a semblé convenir le mieux aux deux brigades du corps expéditionnaire.

L'ambulance de la deuxième brigade, avec ses moyens propres et un supplément de matériel de couchage envoyé du magasin de Tien-Tsin, s'est tranformée en hôpital sédentaire à Pao-Ting-Fou. Mais elle n'a pu suffire aux colonnes qui ont opéré dans la région qu'à la condition de se priver d'une partie de son matériel chirurgical, le supplément pour colonne opérant en Algérie en étant dépourvu.

Nous estimons qu'il y aurait lieu de modifier cette unité de la façon suivante :

1° Diviser le matériel en deux parties égales d'après le principe adopté pour l'ambulance divisionnaire; on aurait ainsi un double jeu d'instruments de chirurgie et de matériel de toute espèce.

Dans ces conditions, une section d'ambulance pourrait suivre le gros des troupes, l'autre pourrait s'immobiliser momentanément et faire l'évacuation;

2° Y ajouter un supplément de matériel de chirurgie et de pansements pour colonnes;

3° Doter cette unité de moyens de transport propres en vue de l'évacuation et de quelques tentes, pratiques et légères, d'un modèle à créer.

Selon nous, la création de ce matériel devrait être sérieusement envisagée. Aux colonies, les moyens de transport dits *de fortune* ne devraient venir que comme appoint.

Les litières et cacolets doivent être à jamais bannis d'un

matériel colonial. Nous en avons fait souvent l'expérience; une litière double avec son bât pèse 80 kilogrammes; un mulet est incapable de porter un tel poids surchargé de 2 hommes.

Hôpitaux de campagne. — Les hôpitaux de campagne, tels qu'ils sont prévus et définis à l'article 67 du règlement sur le Service de santé en campagne, ne nous paraissent pas utilisables aux colonies.

La formation sanitaire qui semble tout indiquée pour en tenir lieu est l'ambulance n° 3 telle que nous venons de la définir.

Hôpitaux temporaires. — Les hôpitaux temporaires sont, comme leur dénomination l'indique, des hôpitaux sédentaires. En France ils sont utilisés loin du feu de l'ennemi, dans les villes dépourvues d'hospices civils et d'hôpitaux militaires territoriaux.

Quant à leur composition, c'est celle d'un hôpital de France comprenant un matériel de chirurgie, de pharmacie, de couchage complet. Si l'on y joint les accessoires indispensables d'un service hospitalier : cuisine, buanderie, etc., on se trouve en présence d'un matériel considérable très encombrant. Une telle formation dans une expédition coloniale ne peut être établie qu'à la base maritime et former là le principal centre hospitalier qui devient en même temps, par sa situation, hôpital d'évacuation.

Il est facile de lui donner l'importance nécessaire aux besoins du service en puisant dans le magasin de réserve une ou plusieurs unités de 250, 100 ou 50 lits.

L'hôpital temporaire, tel qu'il vient d'être décrit, doit être réservé, avons-nous dit, pour la dernière formation de l'arrière. Est-ce à dire que l'on doit en priver tout autre point de la ligne suivie par le corps expéditionnaire? Loin de là. Toutes les fois que des moyens de transport (voies d'eau, voies ferrées, etc.) le permettront, on devra organiser un hôpital temporaire le plus près possible des troupes. Ces derniers devant, du reste, former, lors de l'occupation, les centres hospitaliers permanents, on a tout intérêt à installer de suite des établissements confortables et donnant toutes les sécurités désirables.

Nous avons pu de la sorte, dès notre arrivée, installer à Tien-Tsin et à Pékin un hôpital de 250 lits qui n'avait rien à envier aux établissements de la métropole.

Hôpitaux civils militarisés. — Tien-Tsin possédait deux hôpitaux civils : l'hôpital général et l'hôpital de l'École de médecine. A la tête de ces établissements se trouvait le docteur Depasse, médecin principal des colonies. Grâce à une activité infatigable, cet officier a su, avec des moyens de fortune bien précaires, faire face aux premiers besoins et recevoir dans ces deux hôpitaux près de 300 malades.

L'arrivée de nos formations sanitaires et l'évacuation des convalescents ont permis à ces deux établissements de s'aménager avec plus de soin et de nous rendre dans la suite de réels services.

Le matériel d'un hôpital temporaire de 100 lits a été installé à l'hôpital général de Tien-Tsin.

A Nagasaki, a été installé dès le début de la campagne, dans une école de filles appartenant à des religieuses françaises (ordre du Saint Enfant Jésus) une ambulance de 150 lits montée au moyen d'un matériel envoyé en Chine par M. le Gouverneur général de l'Indo-Chine. Cet établissement a fonctionné au compte du corps expéditionnaire jusqu'au 15 décembre, date à laquelle la Croix-Rouge de France y a installé son ambulance auxiliaire.

Transports-hôpitaux. — Enfin, les transports-hôpitaux *Vinh-Long*, *Mytho* et *Nive*, qui avaient apporté les premières troupes en Chine, avaient reçu du Ministère l'ordre de rester à Takou pour y servir d'hôpitaux-flottants. Les premiers malades ont été évacués sur ces bâtiments. Le *Vinh-Long* est rentré en France le 17 novembre avec un chargement de 200 malades environ et la *Nive* est restée en rade de Chin-Van-Tao où, en attendant la réouverture du Peï-Ho à la fonte des glaces, elle servit provisoirement d'hôpital pour la station navale et pour la garnison de Shang-Haï-Kouan.

En dehors de tous ces moyens d'hospitalisation, le Service de santé en Chine possédait dans ses magasins un matériel suffisant pour installer, même en rase campagne, avec 15 baraques Dœcker et 20 tentes Tollet, un hôpital d'évacuation d'au moins 500 lits s'il l'eût fallu.

En envisageant ainsi l'organisation des formations médicales d'un corps expéditionnaire, il est facile de voir dans notre conception une liaison solidement établie entre toutes les différentes unités.

On avait ainsi, derrière l'armée d'opérations, une série d'échelons sanitaires d'autant plus lourds et d'autant plus confortables qu'on se rapprochait de la base maritime, d'autant plus transportables et d'autant plus mobiles qu'on se rapprochait des troupes elles-mêmes.

Nous devons dire, avant d'en finir, quelques mots du Service de santé des étapes et du bureau de comptabilité.

Service de santé des étapes. — Le Service de santé des étapes doit assurer deux choses essentielles :

1° Les évacuations des malades sur une ou plusieurs lignes déterminées ;

2° Le ravitaillement du Service de santé en personnel, médicaments et matériel.

Évacuation des malades. — Sur ce premier point rien de bien nouveau à signaler. Les trois modes classiques d'évacuation : chemin de fer, fleuve et route, ont été rencontrés dans le Pet-chi-li.

C'est ainsi qu'après les premières hostilités, ont été évacués sur Tong-Kou :

198 malades par jonques ;

652 par chemin de fer.

MALADES ÉVACUÉS PAR JONQUES.

DATES.	OFFICIERS.	SOUS-OFFICIERS.	SOLDATS.	TOTAL.
5 octobre 1900......	//	1	21	22
6 octobre...........	//	1	25	26
9 octobre...........	//	//	25	25
19 octobre...........	1	3	24	28
20 octobre...........	3	3	20	26
26 octobre...........	//	//	33	33
17 novembre.........	//	1	18	19
27 novembre.........	1	//	18	19
Totaux.........	5	9	184	198

MALADES ÉVACUÉS PAR CHEMIN DE FER.

DATES.	OFFICIERS.	SOUS-OFFICIERS.	SOLDATS.	TOTAL.
28 septembre 1900	2	3	42	47
5 octobre...........	6	1	5	12
6 octobre...........	//	//	19	19
7 octobre...........	//	//	27	27
9 octobre...........	1	3	24	28
10 octobre...........	//	1	20	21
14 octobre...........	//	//	14	14
26 octobre...........	//	2	225	227
30 octobre...........	//	3	60	63
9 novembre	4	1	60	65
12 novembre	//	//	24	24
17 novembre	//	1	32	33
27 novembre	//	1	48	49
1er décembre	//	//	14	14
2 décembre	//	//	9	9
Totaux.........	13	16	623	652

Transport du matériel. — Les opérations importantes du déchargement du matériel du Service de santé, de son transport à Tien-Tsin et de sa répartition dans les postes et formations sanitaires ont été exécutées régulièrement et sans déchets.

A Tong-Kou, port de débarquement, les envois de France étaient reçus et dirigés par chemin de fer ou par jonques, sous la surveillance d'un médecin de 1re classe et d'un officier d'administration, sur le magasin de réserve où s'effectuait le triage.

Grâce à leur activité et à leur vigilance, les mouvements se sont effectués à l'entière satisfaction du service intéressé.

Bureau de comptabilité du Service de santé. — En Chine il n'a pas été créé de bureau de comptabilité et de renseignements du Service de santé.

Cet organe exige un personnel administratif assez nombreux et on conçoit assez facilement qu'on néglige son installation. Nous émettons l'avis qu'il n'y a pas lieu d'organiser un bureau de comptabilité conformément à l'article 115 du règlement sur le Service de santé en campagne, toutes les fois qu'il s'agira d'une expédition comme celle du Pet-chi-li.

La circulaire n° 11 du Général commandant en chef, et l'instruction sur l'administration des formations sanitaires, ont prescrit que chacune d'elles établirait ses comptes.

Mais il faut se demander si dans une campagne coloniale considérable il ne faudrait pas, au contraire, soulager les formations de tous les travaux d'écritures qui leur sont d'un si grand embarras. Nous répondons oui sans hésitation.

Le principe du bureau de comptabilité nous paraît excellent dans ce cas. Il ne faut donc pas systématiquement le supprimer.

2e SECTION. — MATÉRIEL.

Constitution des approvisionnements. — 1° *Bases de fixation.* — Sur quoi s'est-on basé pour fixer le nombre et la nature des approvisionnements apportés en Chine?

Le matériel et les médicaments attribués à une unité sanitaire sont généralement dans une proportion déterminée avec le nombre de lits qu'elle comporte.

Le nombre des lits attribués à telle ou telle formation est lui-même proportionné à l'effectif des troupes.

En temps de paix, le nombre de lits d'une infirmerie régimentaire est fixé à raison de 2,5 p. 100 de l'effectif normal dans les troupes à pied et de 3 p. 100 du même effectif dans les troupes à cheval. (Art. 37 du règlement sur le Service de santé à l'intérieur.)

Il est admis en outre, sans qu'il soit possible de trouver trace dans un règlement de cette fixation empirique, que les moyens d'hospitalisation proprement dits d'un corps d'armée, c'est-à-dire le nombre de lits d'hôpital à attribuer aux divers établissements hospitaliers d'une région, sont représentés par le dixième de l'effectif total de ce corps d'armée.

C'est d'après ces données qu'ont été faites les prévisions pour le corps expéditionnaire de Chine, dont l'effectif en officiers et en hommes de troupe a atteint le chiffre à peu près exact de 17000 hommes.

Et d'abord, pour les infirmeries-ambulances, qui tiennent lieu, nous le savons, d'infirmeries régimentaires :

$$\frac{17\,000}{100} \times 2,5 = 425 \text{ lits.}$$

Or les deux brigades du corps expéditionnaire ont été dotées de 10 infirmeries-ambulances chacune, à raison de 300 lits pour chacune d'elles, soit 600 lits.

De ce côté donc les prévisions ont été largement suffisantes. Il faut même ajouter que les événements de guerre ont permis la non-utilisation de 9 infirmeries-ambulances réservées intactes dans nos magasins.

En ce qui concerne les moyens d'hospitalisation proprement dits, calculés, comme nous l'avons fait, à raison du dixième de l'effectif, on obtient le chiffre de $\frac{17\,000}{10} = 1700$ lits.

Or nos formations sanitaires ont été dotées comme il suit :

2 ambulances n° 3 à 5o lits...................	1 o o lits.
2 hôpitaux temporaires de 25o lits..............	5 o o
2 hôpitaux temporaires de 1 o o lits..............	2 o o
2 hôpitaux temporaires de 5o lits.............	1 o o
Une réserve de 5oo supports Beaumetz avec matériel de couchage largement suffisant..............	5 o o
Soit un total de................	1 4oo
Infirmeries-ambulances.......................	6 o o
	2 000

En résumé, le corps expéditionnaire possédait un total de 2 ooo lits, chiffre supérieur au dixième de l'effectif.

Il est donc permis d'affirmer que dans leur ensemble les unités sanitaires du Pet-chi-li ont été pourvues très largement.

Nous connaissions en plus l'existence à Tien-Tsin d'un hôpital français, mais nous n'étions nullement fixés sur ses moyens. Il a pu hospitaliser 3oo malades avant notre arrivée.

Nous avons décrit la nature et le véritable rôle des unités sanitaires en Chine : l'infirmerie-ambulance, l'ambulance, l'hôpital temporaire. Nous n'y reviendrons que pour les énumérer :

11 infirmeries-ambulances à la portée immédiate des deux brigades;

2 ambulances pour ces brigades : l'une à Pékin, l'autre à Pao-Ting-Fou;

1 hôpital temporaire de 25o lits, à Pékin;

1 hôpital temporaire porté à 3oo lits, à Tien-Tsin;

1 hôpital temporaire de 1oo lits organisé à l'hôpital général,

Enfin l'hôpital de l'École de médecine avec ses 2oo lits improvisés.

Telles sont les formations sanitaires mises en œuvre dans l'expédition de Chine. Elles ont largement suffi, est-il besoin de le dire, à l'hospitalisation des 4oo malades en moyenne traités journellement dans les hôpitaux.

2° *Demandes et commandes en France, aux colonies et à l'étranger.* — Les demandes faites en France par le Service de santé ont été peu nombreuses. Une seule grosse demande de matériel et de médicaments a été adressée au Ministre de la marine, le 19 décembre, en vue du réapprovisionnement pour six mois, depuis le 1ᵉʳ avril jusqu'au 1ᵉʳ septembre. Aucune commande n'a été faite à l'industrie ou au commerce français depuis l'arrivée du corps expéditionnaire en Chine.

Il en est de même pour les colonies. Il faut néanmoins noter l'envoi par M. le Gouverneur général de l'Indo-Chine d'un appareil distillatoire installé à Tong-Kou.

À l'étranger, le Service de santé a dû faire plusieurs commandes :

A Shanghaï, 10 000 kilogrammes de laine et quelques appareils culinaires.

Vu la rentrée toujours incessante du corps expéditionnaire en France, le Ministre, n'ayant pas satisfait la demande de matériel et de médicaments dont il est parlé plus haut, a autorisé le Service de santé à s'approvisionner au Japon.

Une commande de 12 000 francs a été faite à Tokio. Les produits chimiques et les objets de pansement étaient d'origine japonaise, les médicaments spéciaux allemands, le matériel et les instruments de chirurgie français.

3° *Envois de France; comment effectués, comment reçus; déchets; observations et propositions au sujet des envois suivant la nature; poids des colis; emballage; arrimage, etc.* — Le matériel et les médicaments expédiés de France ont été expédiés en 4 000 colis.

Les grosses unités sanitaires, telles que infirmeries-ambulances, ambulances, hôpitaux temporaires, etc., provenaient des docks de l'administration de la Guerre.

Le département de la Marine a fourni un appoint assez considérable de matériel spécial (étuves, stérilisateurs, appareils de radiographie, de bactériologie, etc.), de médicaments et de vivres d'hôpital.

Les sociétés de secours aux blessés ont fait parvenir au corps expéditionnaire un grand nombre de colis contenant du vin de toute espèce, du lait concentré, des effets de laine, etc.

Ces divers envois ont quitté Marseille sur de nombreux affrétés; l'embarquement s'est fait sous la surveillance du commandant de la marine de cette place.

Les divers affrétés ont mouillé en rade de Takou ; le débarquement des colis à Tong-Kou a été effectué par l'escadre. La réexpédition par jonques et par chemin de fer sur Tien-Tsin a été faite sous la surveillance d'une commission de débarquement composée d'un médecin de 1re classe de la marine, d'un officier d'administration du Service de santé de la guerre, et avec l'aide de 20 infirmiers militaires, dans d'excellentes conditions, à tel point que sur 4 000 colis du Service de santé, 27 seulement ont été perdus ou avariés.

C'est la preuve évidente que tout le matériel avait été emballé et arrimé avec le plus grand soin.

Nous estimons cependant qu'il y a lieu de faire quelques observations et propositions à ce sujet.

En ce qui concerne le matériel :

a. D'une manière générale, le linge d'hôpital attribué à une formation sanitaire a été soigneusement expédié sous la forme d'un ballot. Les chemises, draps de lit composant chaque colis ont été entourés d'une première enveloppe de toile d'emballage, d'une couche de paille et, par-dessus, d'une deuxième enveloppe semblable à la première solidement cousue à l'aiguille.

Ce mode d'envoi est incontestablement parfait, pendant la traversée surtout. Il faut répudier complètement l'emballage du linge dans des caisses pleines qui prennent trop facilement l'eau de mer.

Mais il est aussi incontestable que le réemballage du linge à la fin de la campagne ne peut pas être exécuté avec autant de facilité que dans un magasin ; les toiles d'emballage, l'outillage d'emballage ont disparu ; ce travail devient particulièrement long et difficile. Mieux vaudrait adopter, selon nous, le sac en toile imperméable de l'ambulance divisionnaire et de l'hôpital de campagne. Le linge ficelé par paquets y serait mis en vrac et complètement garanti contre les intempéries. Dans une série de marches en avant, un deuxième emballage serait fait avec autant de facilité que le premier.

L'administration de la Guerre a d'ailleurs adopté ce sac pour toutes les formations de première ligne et progressivement dans toutes les formations de l'arrière.

b. Les supports-brancards système Strauss-Beaumetz sont contenus dans des caisses à claire-voie beaucoup trop fragiles à raison du poids de chaque colis (220 kilogr.). Elles ont beaucoup souffert du transport.

c. Chaque colis de matériel portait les suscriptions suivantes à la peinture verte : cube, poids, contenu sommaire, unité d'affectation, la croix de Genève et un pavillon tricolore. Nous demandons que les marques des colis du Service de santé des corps de troupe soient les mêmes, mais de couleur différente. De cette manière, l'œil est immédiatement attiré au débarquement sur le matériel qui doit partir en premier lieu sur l'avant.

d. Etablir un ordre de débarquement du matériel de telle manière que les corps de troupe soient mis les premiers en possession du matériel d'infirmerie-ambulance indispensable dans une marche en avant.

e. Faciliter l'exécution de cet ordre de débarquement par tous les moyens, notamment par la forme extérieure des colis, leur couleur, ou des inscriptions spéciales bien apparentes.

Telles sont les mesures que nous proposons pour l'avenir.

f. En ce qui concerne les médicaments :

Chaque caisse de médicaments portait une inscription précise (*Service de santé, médicaments*), ainsi qu'une étiquette donnant le détail du contenu (*Envois des docks de la Guerre*).

Il n'en a pas été de même des colis envoyés par les magasins centraux de la Marine qui, en général, portaient comme indication unique la lettre P et une ancre de marine. A cette circonstance est due la fausse direction prise par certains colis retrouvés dans d'autres services et la perte de quelques autres.

En outre, certains médicaments envoyés par le département de la Marine ne sont pas suffisamment fractionnés.

Voici quelques exemples :

Sulfate de soude. — De la réserve spéciale de la Guerre, par fractions de 5 à 10 kilogrammes dans les boîtes d'emballage. Des magasins de la Marine en fûts de 200 kilogrammes environ.

<table>
<tr><td rowspan="2">Poudre
d'ipéca.</td><td>Fractions de 1 kilogramme dans les flacons de la réserve spéciale de la Guerre.</td></tr>
<tr><td>Fractions de 5 à 6 kilogrammes par les magasins centraux de la Marine.</td></tr>
</table>

Il en est de même pour l'iodure de potassium, l'acide chromique, etc.

Plusieurs inconvénients résultent de cette façon de faire :

1. Les pertes sont plus élevées lorsque les récipients cassent en cours de route; exemple : un flacon d'alcoolé d'iode de 6 litres est arrivé cassé. Ce médicament, d'un prix assez élevé, eût peut-être dû être divisé par fractions de 1 kilogramme. De même un pot qui contenait 12 kilogr. 500 d'acide chromique, que l'on aurait pu diviser par fractions de 2 kilogrammes;

2. Les récipients de grande contenance trouvent difficilement leur emploi pour les envois à faire aux corps de troupe, aux infirmeries, etc., du corps expéditionnaire; d'où la nécessité de se pourvoir de récipients vides d'une contenance moindre;

3. La manutention sur place devient plus longue et plus difficile pour le réapprovisionnement des diverses formations.

Ce qui précède suggère les propositions suivantes :

a. Diminution du poids des colis; indication précise du service auquel ils sont destinés; indication sommaire du contenu (*médicaments* ou *pansements* ou *matériel*), mais non de sa nature spéciale (ne pas mettre *lait concentré* ou *champagne*). Pour faciliter les recherches, porter sur les avis d'expédition, comme il a été fait, en regard du numéro d'ordre marqué sur les colis, la nature spéciale du contenu. Exemple : *Chlorate de potasse*, 50 kilogrammes. Caisse 7007.

b. Fractionnement des médicaments dans des récipients appropriés.

4° Ressources locales. — Règles suivies pour l'entretien et le renouvellement des approvisionnements. — Le Service de santé du corps expéditionnaire a très peu demandé aux ressources locales. Quelques achats sans importance en matériel et en vivres ont complété l'approvisionnement. Les divers marchés des places occupées par les troupes ont toujours été abondamment pourvus en denrées de toute espèce. A signaler l'utilisation, moyennant location, de quelques immeubles de la place de Tien-Tsin, tels que :

Le 16, quai de France, hôpital militaire français ;

Le 15, quai de France, pharmacie de réapprovisionnements ;

Le 18, rue de l'Amirauté, magasin de réserve ;

Le 1, rue de France, Service de santé des étapes ;

Un terrain situé à l'angle des rues de Paris et de France, contenant un hôpital de contagieux ;

Le 2, rue Griffon, pour la Direction de santé.

Deux hospices privés organisés très sommairement à l'arrivée du corps expéditionnaire ont fait l'objet de deux conventions avec leurs propriétaires.

Les prix de location de ces divers immeubles, excepté les deux hospices précités, sont couverts par le Service du génie.

En résumé, le Service de santé à Tien-Tsin n'a demandé que des immeubles aux ressources locales dans le but d'installer ses formations et ses magasins.

L'entretien des approvisionnements était assuré par chaque gestionnaire détenteur de matériel au moyen des avances obtenues du Directeur du Service de santé, conformément aux prescriptions réglementaires.

Leur renouvellement était assuré soit par achats sur place, avec les mêmes ressources, lorsqu'il y avait possibilité, soit par demandes périodiques à la métropole ou achats à l'étranger.

3ᵉ SECTION. — FONCTIONNEMENT DU SERVICE.

Organisation des diverses formations sanitaires, hôpitaux, ambulances, infirmeries-ambulances, infirmeries régimentaires, magasins du Service de santé. — 1° AMBULANCES. — Le type choisi pour l'expédition de Chine a été l'ambulance n° 3 avec supplément de couchage pour 50 hommes.

Deux unités de cet ordre ont été envoyées en Chine pour les deux brigades du corps expéditionnaire.

Celle de la 2ᵉ brigade de Pao-Ting-Fou s'est transformée en hôpital sédentaire.

Nous reproduisons textuellement l'opinion du Dr Duchêne, médecin principal de 2ᵉ classe, médecin chef de la 2ᵉ brigade, sur le fonctionnement de cette unité. Nous la partageons de tous points.

« Cette formation sanitaire permet en campagne de parer à toutes éventualités, d'opérer, de panser et d'installer rapidement, avec les ressources dont elle dispose, un minimum de 5o malades ou blessés.

« Il peut arriver que l'ambulance fonctionne comme hôpital sédentaire et qu'elle soit obligée de fournir un détachement en personnel et matériel pour accompagner de petites colonnes de guerre, opérant à 15o ou 2oo kilomètres du point où elle est située.

« Cela s'est produit fréquemment lors des opérations dirigées contre les Boxers.

« Nous avons dû, dans ces circonstances, composer de toutes pièces une cantine de chirurgie avec des instruments prélevés sur la cantine n° 1 de l'ambulance.

« Il semble désirable que chaque ambulance n° 3 soit pourvue à l'avenir d'une deuxième cantine de chirurgie, destinée spécialement aux détachements éventuels. »

Le fonctionnement du service dans l'ambulance a eu lieu conformément aux principes posés dans la circulaire du Général commandant en chef sur l'administration des formations sanitaires. Elle porte application des Règlements sur le Service de santé à l'intérieur et en campagne, légèrement modifiés l'un et l'autre.

2° Hôpitaux temporaires. — Deux hôpitaux temporaires de 25o lits ont fonctionné, l'un à Pékin, l'autre à Tien-Tsin.

Un hôpital de 1oo lits a été prêté à l'hôpital général dans cette dernière localité.

Les mêmes règles de fonctionnement ont régi les deux premiers. Elles sont contenues, nous venons de le dire, dans la circulaire du Général commandant en chef sur les formations sanitaires.

L'hôpital temporaire, mis à la disposition de l'hôpital général, a été régi par une convention intervenue pour une année, du 1er octobre 1900 au 1er octobre 1901, entre les pères lazaristes et l'Administration militaire. C'est un hospice militarisé.

Le personnel de ces trois hôpitaux a été essentiellement militaire (personnel médical de la Marine, infirmiers militaires).

Il faut noter à part l'hôpital de l'École de médecine de Tien-Tsin, dirigé jusqu'au commencement de janvier 1901 par un médecin principal des colonies avec un personnel mixte (médecins de la Marine et des Colonies, infirmiers de la Guerre et des Colonies, agent administratif civil).

Cet hôpital a conservé une administration particulière. Une convention passée par l'Administration militaire avec M. le Consul général à Tien-Tsin en a réglé le fonctionnement. On y appliquait dans une certaine mesure le règlement du Service de santé, mais le Consul général tenait en main l'administration intérieure de l'établissement.

Entrée des malades. — L'entrée des malades dans les formations sanitaires n'a donné lieu à aucune remarque. Des voitures spécialement aménagées passaient tous les matins dans les différents cantonnements et infirmeries et amenaient les malades aux hôpitaux.

Tous les hommes étaient munis de leur livret et de leur plaque d'identité, ce qui facilite, le cas échéant, la rédaction des actes de l'état civil.

Nous sommes partisans du principe de la plaque d'identité, nous maintenons la supension autour du cou; mais nous voudrions voir une chaînette métallique à anneaux soudés remplacer le cordon actuel; elle serait assez longue pour ne pas gêner la respiration et assez courte pour ne pas permettre à la tête de passer.

L'homme ne pourrait ainsi s'en dessaisir et on serait certain de son identité.

L'apport des armes dans les formations sanitaires est une gêne considérable; à la sortie des hommes, il est difficile d'empêcher des échanges fréquents; l'absence ou l'exiguïté des locaux ne permet pas un agencement ordonné. La même observation pourrait être faite pour les sacs.

Nous reconnaissons l'impossibilité de séparer l'homme de son arme et de son sac en temps de guerre, sauf dans le cas de son évacuation définitive, mais il devient dès lors nécessaire de trouver un système de marquage qui permette de retrouver facilement ce qui appartient à chacun. L'approvisionnement d'une formation devrait contenir quelques séries de numéros en métal ou en bois qui pourraient être utilisés comme il est fait dans un vestiaire public.

Sortie des malades. — Évacuations. — Rapatriements. — La sortie des hommes de l'hôpital s'est toujours exécutée sans incident. La voiture qui amenait les malades à l'entrée ramenait les guéris dans leurs cantonnements respectifs, après avoir subi une désinfection en cas de besoin.

Les militaires rapatriables ont d'abord été évacués de tous les points sur Tien-Tsin.

Les hôpitaux et les corps de troupe de cette place les ont au préalable soumis à une visite et une contre-visite devant un conseil de santé.

Actes de l'état civil. — La loi du 8 juin 1893, sur l'état civil aux armées, a reçu en Chine son exacte application dans toutes les formations sanitaires.

Le consulat de Tien-Tsin est resté chargé de l'établissement des actes de décès de l'hôpital général et de l'hôpital de l'École de médecine à raison de leur situation toute spéciale.

Au début des hostilités, la rédaction des actes de décès par les corps, par les médecins des colonies, ou par le consulat de Tien-Tsin, a donné lieu à des omissions ou à des erreurs regrettables, qu'il a été très difficile de réparer par la suite.

Testaments des militaires. — La loi du 8 juin 1893, sur le testament des militaires aux armées, n'a pas trouvé son application en Chine, pas plus d'ailleurs qu'elle ne l'avait trouvée à Madagascar.

En général, les militaires écrivent leurs dernières volontés dans la forme olographe et, à vrai dire, ils font peu ou pas du tout de testament.

Il n'en faut pas moins louer la sage prévoyance de la loi à leur égard.

Successions des militaires. — Les successions des militaires décédés, dans les corps et dans les formations sanitaires, ont été liquidées conformément au règlement sur le Service de santé en campagne et à l'instruction du Général commandant en chef sur l'administration des formations sanitaires.

Alimentation des malades. — Dans toutes les formations sanitaires du Pet-chi-li, la nourriture des malades a été saine et abondante, grâce aux approvisionnements du magasin de réserve de Tien-Tsin et aux marchés locaux, sur lesquels on a sans cesse trouvé des œufs, des volailles, des légumes frais de toute espèce.

Comptabilité. — Le système de comptabilité en campagne, en usage dans le département de la Guerre, a été appliqué en Chine. Le règlement sur le Service de santé en campagne a été légèrement modifié par une instruction spéciale du Général commandant en chef.

L'absence d'un bureau de comptabilité a nécessité l'établissement des comptes périodiques par les formations elles-mêmes. Nous nous sommes déjà suffisamment expliqués sur ce point.

3° INFIRMERIES-AMBULANCES. — Le fonctionnement des infirmeries-ambulances a été observé dans les places de Tien-Tsin, Tong-Kou, Shang-Haï-Kouan, Yang-Toun, Tong-Tchéou, Pao-Ting-Fou.

Il a donné, de l'avis de tous, d'excellents résultats.

Leur administration simple est entre les mains des conseils d'administration des corps; elle tient dans une circulaire de quelques pages. (*Circulaire N° 4 du Général commandant en chef*). N'étaient quelques tâtonnements que l'on peut reprocher à certains corps de troupe, on peut dire que les infirmeries-ambulances ont parfaitement fonctionné.

Les onze unités de cet ordre qui ont été installées dans les places précitées ont traité un grand nombre de malades.

Chaque malade entrant à l'infirmerie-ambulance a reçu la ration de campagne avec une allocation de 0 fr. 75 par homme et par jour de traitement.

Cette allocation en deniers a pu être abaissée à 0 fr. 27, par ordre du Général en chef, en date du 26 décembre 1900 (*Circulaire N° 50*).

Nous renouvelons ici l'opinion déjà si souvent émise que l'infirmerie-ambulance est le type d'unité sanitaire qui convient le mieux à une troupe opérant dans une colonie.

4° INFIRMERIES RÉGIMENTAIRES. — Indépendamment des infirmeries-ambulances, quelques fractions de corps de troupe isolées ont dû organiser avec leurs propres moyens, et avec l'aide de quelque matériel de couchage fourni par le magasin de réserve de Tien-Tsin, de véritables infirmeries régimentaires organisées comme à l'intérieur.

Le Service de santé leur est venu en aide en leur fournissant du lait, qu'il était très difficile de se procurer sur place.

Leur fonctionnement, de tous points analogue à celui des infirmeries-ambulances, n'offrait rien de particulier. Il était réglé par la note de service du Général commandant en chef, en date du 8 janvier 1901, N° 890 B.

5° MAGASINS. — Les magasins installés à la base d'opérations étaient :

Le magasin de réserve du matériel ;

La pharmacie de réapprovisionnement.

Le premier organisé rue de l'Amirauté, 18, à Tien-Tsin ;

Le second, quai de France, 14, dans la même localité.

Magasin de réserve du matériel. — Géré par un officier d'administration de 1re classe du Service de santé de la Guerre, assisté d'un officier d'administration de 3e classe et d'un cadre d'infirmiers militaires, ce magasin a servi de régulateur pour l'approvisionnement du corps expéditionnaire en matériel de santé.

Un vaste hangar, d'accès facile, suffisamment aéré et éclairé, a pu recevoir les approvisionnements de toute nature : unités collectives, sous-unités, matériel en vrac, approvisionnement de vivres, lait, bière, vins, dons des sociétés de secours, tentes, baraques, brancards, etc., tout le matériel y a trouvé place et a pu être loti et arrimé dans un ordre tel que le réapprovisionnement a été exécuté avec méthode et rapidité.

La gestion individuelle des comptables de la Guerre en a réglé le fonctionnement.

La nécessité de cet organe nous apparaît telle, dans toute expédition coloniale un peu importante comme celle de Chine, que nous la signalons spécialement à l'attention des autorités qui seront chargées d'organiser le Service de santé de l'armée coloniale.

Pharmacie de réapprovisionnement. — La question des médicaments est si importante, au début d'une campagne, qu'il convenait de les centraliser entre les mains d'un officier technique.

Une pharmacie centrale a été créée, ayant à sa tête un pharmacien-major de 1re classe de la Guerre.

Cet officier supérieur, assisté d'un pharmacien de 2e classe de la Marine et de quelques infirmiers militaires, a pu suffire aux nombreuses demandes de médicaments qui n'ont pas tardé à affluer de tous les points du Pet-chi-li.

Cette pharmacie a été constituée en gestion individuelle, comme le magasin de réserve. Le pharmacien-major en a été gestionnaire.

Elle constitue également un rouage essentiel dans l'organisation du Service de santé d'une expédition coloniale de quelque importance.

6° Commandement d'une section d'infirmiers. — 390 infirmiers, dont 30 sergents et 60 caporaux, ont été distraits des 25 sections d'infirmiers de la Guerre et versés à la 15e section d'infirmiers de Marseille.

Ce mode de recrutement a donné de mauvais résultats.

Nous ne signalerons que les principaux :

1° Les sections se sont débarrassées de leurs mauvais sujets;

2° Le nombre d'infirmiers de visite n'a pas été suffisant et leur instruction professionnelle médiocre;

3° Un détachement de 390 hommes devrait être doté d'au moins deux adjudants sous-officiers, d'un sergent-major et d'un fourrier, de quelques tailleurs, en un mot d'un cadre de compagnie;

4° Certaines questions touchant la solde, l'avancement, l'habillement ont été mal résolues. Le rapport spécial fait par le commandant du détachement principal les fait ressortir dans leur ensemble;

5° Absence totale de commandement au départ. Le commandant du détachement principal n'a été désigné qu'en Chine et prélevé sur les autres formations.

Nous exprimons le regret que les directeurs du Service de santé des corps expéditionnaires n'aient point à leur disposition les moyens de récompenser les services rendus par le personnel infirmier placé sous leurs ordres.

Il serait nécessaire qu'un certain nombre des nominations disponibles en France soient réservées aux infirmiers partis en expédition.

7° RELATIONS AVEC LES AUTRES SERVICES. — Le Général commandant en chef, dans une des premières conférences avec les chefs de services, avait dit : *« Le Service de santé doit passer avant tout, et je veux que tous les autres services fassent leur possible pour lui faciliter sa tâche. »*

Nous devons constater avec reconnaissance que ses ordres ont été exécutés non seulement avec exactitude, mais avec une bienveillance et une rapidité qui nous ont permis d'installer nos formations sanitaires dans un laps de temps aussi restreint que possible. L'état-major ne nous a refusé aucun des sacrifices que nous lui avions demandés : crédits nécessaires, choix des locaux, personnel. Grâce au concours dévoué du génie, nous avons pu aménager rapidement à Tien-Tsin, Pékin et Pao-Ting-Fou trois hôpitaux qui pouvaient supporter la comparaison, nous ne disons pas avec ceux des autres Puissances, mais avec la plupart des établissements hospitaliers de France. Et ceci malgré la mauvaise disposition des locaux, malgré les difficultés de se procurer au début tous les matériaux nécessaires à des travaux d'une telle importance.

La direction des étapes, soit pour l'évacuation des malades, soit pour le transport du personnel et du matériel, a toujours mis immédiatement à notre disposition les moyens dont elle disposait, ce qui nous a permis d'effectuer nos convois de malades très facilement et de faire parvenir dans les différents centres hospitaliers et régimentaires le matériel nécessaire au bon fonctionnement du service.

Le Service de santé de Pékin a pu former sans aucune difficulté treize convois d'évacuation formant un total de 396 malades ou convalescents dirigés sur Tien-Tsin en vue de leur hospitalisation ou de leur rapatriement. Tous ces convois ont suivi la route fluviale; seul, le dernier (29 novembre), après avoir descendu par jonques le Canal Impérial jusqu'à Tong-Tchéou, a dû prendre ensuite la voie de terre jusqu'à Tien-Tsin par suite des glaces qui empêchaient la navigation sur le Peï-Ho.

Pao-Ting-Fou a de même évacué sur Tien-Tsin tous les convalescents par voie d'eau aussi longtemps que la température l'a permis.

8° Relations avec les corps de troupe. — Service médical des corps de troupe. — Dans les corps de troupe le service était assuré avec intelligence, dévouement et savoir, par les médecins régimentaires, qui ont toujours fait preuve d'esprit de discipline et qui n'ont eu qu'à se louer des facilités que les chefs de corps leur ont données pour l'accomplissement de leur tâche.

9° Application du règlement sur le Service de santé; se prête-t-il bien à l'exécution du service? — Il n'est pas permis de juger à fond le règlement sur le Service de santé de la Guerre dans son application en Chine.

Il a eu pour principal avantage de présenter au début une réglementation toute faite et d'être connu d'une grande partie du personnel médical et administratif.

Les formations sanitaires apportées en Chine n'auraient pas d'ailleurs permis, par le rôle spécial qu'elles étaient appelées à jouer, d'en faire une étude très approfondie et bien nette.

Un réglement sur le Service de santé colonial devra nécessairement se plier à la tactique, toute spéciale sans doute, de l'armée en formation, et cette considération ne nous permet pas d'en dire plus long sur ce point. Ce règlement sera longuement étudié, approprié à la guerre coloniale, en rapport avec le climat, les ressources, etc., de la colonie où il sera mis en application.

En Chine, les Règlements du Service de santé à l'intérieur et en campagne, légèrement modifiés par quelques instructions spéciales du Général commandant en chef, ont fourni d'excellents résultats.

DEUXIÈME PARTIE.

MATÉRIEL DU SERVICE DE SANTÉ.

a. **Médicaments; la composition est-elle appropriée au régime du théâtre d'opérations?** — Exception faite pour la dysenterie, dont les atteintes ont été particulièrement nombreuses, la pathologie du Pet-chi-li est sensiblement la même que celle de la Métropole comme formes cliniques et comme nature des affections. Il ne nous a pas été donné d'observer de maladies nouvelles spéciales à la région. Aussi la composition en médicaments de nos approvisionnements sembla-t-elle répondre pleinement aux nécessités médicales du théâtre des opérations. Aucun médecin n'a jamais signalé comme indispensable et même comme nécessaire un médicament non compris dans les approvisionnements.

Ces derniers contenus dans les unités collectives sont constitués en vue de campagnes européennes; pour approprier leur composition au régime du théâtre des opérations, il a fallu constituer une réserve spéciale, elle-même renforcée par des médicaments isolés.

Parmi ceux-ci on peut citer les médicaments du tube digestif: racine d'ipéca, benzo-naphtol, calomel, préparations opiacées, etc.; les antiseptiques de toute nature: phénol, chlorure de chaux, chlorure de zinc, sulfate de cuivre et sublimé corrosif; les produits employés à la purification des eaux: alun, permanganate de potasse; les divers sels de quinine.

Une collection de sérums thérapeutiques: sérum anti-diphtérique, sérum anti-tétanique, sérum anti-venimeux et sérum anti-pesteux, ainsi que des tubes de vaccin, complétaient ces approvisionnements.

Une première répartition de ces sérums a été faite entre les diverses formations sanitaires; une réserve suffisante, en dépôt à la pharmacie de réapprovisionnements, permettait le renouvellement.

b. **Vivres d'hôpital.** — Les vivres d'hôpital ont été accordés par la Marine avec largesse. Ils nous ont été, comme toujours, d'une grande utilité.

Connaissant la nosologie probable du pays où allaient opérer les troupes, nous avions apporté une grande quantité de lait concentré, ce qui nous a permis d'en approvisionner, non seulement les hôpitaux, mais aussi les infirmeries-ambulances et les infirmeries régimentaires. Cet aliment, dans un pays ou sévit la dysenterie, est le premier médicament nécessaire.

c. **Couchage.** — La question du couchage des malades a déjà été traitée en maints endroits de ce rapport; nous devons la résumer ici aussi brièvement que possible.

Deux systèmes de couchage ont été utilisés dans les formations du Pet-chi-li : 1° la couchette en fer; 2° le brancard avec support.

1° LA COUCHETTE EN FER. — Deux types différents ont été employés.

Couchette pliante en fer de la Marine. — Lit très commode, très solide, peu encombrant, suffisamment confortable, même dans une formation de l'arrière. Reçoit un ou deux matelas tout confectionnés, draps de lits, une ou deux couvertures.

Elle doit être préférée, à notre avis, à la couchette en fer des approvisionnements de la Guerre.

Couchette en fer pliante de la Guerre. — Beaucoup plus lourde et plus encombrante que la précédente, mais sans contredit plus confortable et offrant l'aspect d'un lit d'hôpital de France. Le soldat français dans les hôpitaux de Chine a été certainement mieux couché que les soldats des autres nationalités.

Ni les Allemands, ni les Anglais n'ont pu montrer un matériel de couchage égalant celui du Service de santé français.

Chaque soldat malade, dans un hôpital temporaire, a été pourvu d'une couchette en fer du modèle de la Guerre, d'une paillasse, d'un matelas, d'une paire de draps de lit, de trois couvertures en laine et d'un traversin.

C'est plus qu'il n'en faut pour montrer le bon fonctionnement de cette partie du service.

Faut-il voir là le type définitif du matériel de couchage d'un hôpital de campagne?

Nous ne le pensons pas. Nous avons déjà déclaré la couchette en fer de la Marine suffisante; nous persistons dans notre opinion.

Nous affirmons de nouveau la nécessité de réserver ce matériel, presque luxueux pour des troupes en campagne, à l'hôpital d'évacuation.

C'est seulement dans le cas d'une occupation prolongée que l'on peut songer à une installation durable. Pendant la période de guerre proprement dite, il faut user d'un matériel léger et faire appel aux ressources locales dans la plus large mesure.

2° LE BRANCARD AVEC SUPPORT. — Il consiste en un brancard ordinaire, du modèle adopté par la Guerre, reposant sur deux pieds en X reliés entre eux par une barre axiale à écrou.

C'est le système de support *Strauss-Beaumetz.*

Ce moyen rudimentaire de couchage convient de tous points aux formations sanitaires de l'avant.

Dans une expédition où l'état sanitaire est déplorable, comme à Madagascar, il devient même très acceptable dans les formations de l'arrière.

Pour nous, c'est le type de matériel de couchage qui convient le mieux à un Service de santé colonial.

Chaque homme possède, en outre du brancard et du support, une petite paillasse, un petit matelas, un petit traversin, le nombre de couvertures nécessaire, une moustiquaire, le tout parfaitement approprié aux dimensions de l'appareil.

Ce lit de campagne répond aussi à cette autre considération si importante dans une guerre lointaine, qu'on doit traîner à la suite des troupes le moins d'impedimenta possible.

Nous donnons ci-dessous un état comparatif des dimensions des trois types de couchage que nous venons de décrire :

Longueur	Couchette de la Marine...............	$1^m 85$
	Couchette de la Guerre...............	1 95
	Support Beaumetz...............	1 55
Largeur	Couchette de la Marine...............	0 70
	Couchette de la Guerre...............	0 98
	Support Beaumetz...............	0 60

d. **Matériel médical proprement dit.** — Il ne saurait entrer dans le cadre de ce rapport d'entreprendre l'examen de tout le matériel médical. Le seul reproche que l'on puisse adresser au matériel de la Guerre est d'être incomplet. Cela, du reste, s'explique facilement par ce seul fait : il a été composé pour des formations devant agir en Europe, près des centres d'approvisionnements, des magasins de réserve, etc. Il n'en est pas de même pour un corps expéditionnaire agissant hors d'Europe, loin de la métropole. La Commission médicale qui étudiera les formations sanitaires de l'armée coloniale devra donc entreprendre la revision du matériel, retrancher les choses inutiles, peu nombreuses du reste, et ajouter les objets indispensables à un service incapable de rien se procurer par les ressources locales.

Citons un exemple : un homme atteint de maladie des oreilles l'empêchant de faire son service sera, en Europe, évacué sur un hôpital de la métropole outillé pour l'examiner. Aucune formation, pas même un hôpital temporaire, n'a dans son arsenal chirurgical les instruments spéciaux nécessaires pour soigner de telles affections.

Il faut donc, en un mot, prévoir pour les hôpitaux fixes un matériel complet.

3.

c. **Appareils distillatoires ; stérilisateurs, étuves à désinfection.** — Le rôle biologique de l'eau, la facilité avec laquelle s'y développent et s'y conservent les microbes pathogènes, les dangers qu'entraîne son usage lorsqu'elle est polluée sont les motifs pour lesquels nous nous sommes particulièrement attachés à cette question. L'eau est la boisson habituelle du soldat, et, en campagne surtout, elle est toujours de qualité suspecte, quand son adultération n'est pas presque toujours démontrée par des effets nocifs.

Elle est la cause presque absolue de deux maladies inhérentes aux troupes en campagne : la dysenterie et la fièvre typhoïde.

Nous avons fait analyser les eaux du Pet-chi-li, consommées par les troupes. Voici les résultats de ces analyses :

EAU DE SHANG-HAÏ-KOUAN.

Limpide, incolore, inodore, de saveur agréable. Réaction légèrement alcaline.

Résidu au rouge sombre...................... 0^{gr}220 par lit.

Dosage direct des éléments minéraux par les pesées :

1° Chlore (évalué en chlore, Cl).............. 0^{gr}090 par lit.
2° Acide sulfurique (en SH^{2}O^4)............... 0   032
3° Chaux (en CaO)......................... 0   044
4° Magnésie (en MgO)..................... 0   010

Essais hydrotimétriques :

Degré hydrotimétrique de l'eau naturelle......... 13° 6
Degré hydrotimétrique de l'eau après ébullition.... 7 2

Interprétation des résultats de l'analyse au point de vue de la minéralisation :

Chaque litre d'eau tient en dissolution :

Carbonate de chaux......................... 0^{gr}050
Sulfate de chaux........................... 0   031
Chlorure de magnésium 0   024
Chlorure de sodium......................... 0   120

Total des sels dissous par litre... 0   225

Dosage des nitrates :

    Azote nitrique...................... 1 millig. 3 par lit.
    Recherche des nitrites .... Traces.

Évaluation de la matière organique par l'action du permanganate de potasse en présence des alcalis :

    Permanganate de potasse réduit........... 3 millig.   par lit.
    Oxygène correspondant.................. 0   75

Conclusions. — Cette eau est de bonne qualité quant à sa minéralisation, et elle est actuellement très pure.

Il est bon de remarquer que le jugement à porter sur la valeur d'une eau d'alimentation, au point de vue de l'hygiène, ne relève pas uniquement des données du laboratoire; les observations faites sur place, au lieu même d'origine, peuvent souvent permettre d'établir des présomptions sur le point de savoir dans quelle mesure l'eau actuellement pure paraît à l'abri des souillures éventuelles, si ces souillures sont probables ou même possibles. Les renseignements de cet ordre font défaut dans le cas des eaux de Shang-Haï-Kouan.

EAU DE PAO-TING-FOU.

Puits alimentant le stérilisateur. — Limpide, incolore, inodore, se conserve bien dans des flacons bouchés.

    Poids du résidu fixe au rouge sombre.......... $0^{gr}520$

Dosage direct des éléments minéraux par les pesées :

    1° Chlore (évalué en chlore, Cl).............. $0^{gr}108$ par lit.
    2° Acide sulfurique (en SH^2O^4)................ 0 037
    3° Chaux (en CaO)...................... 0 140
    4° Magnésie (en MgO)................... 0 111

Essais hydrotimétriques :

    Degré hydrotimétrique de l'eau naturelle......... 49° 6
    Degré hydrotimétrique de l'eau après ébullition.... 20 9

Interprétation des résultats de l'analyse au point de vue de la minéralisation :

Cette eau contient par litre :

Carbonate de chaux........................	$0^{gr}270$
Carbonate de magnésie.....................	0 092
Chlorure de magnésium.....................	0 144
Sulfate de magnésie........................	0 056
Nitrate de magnésie	0 037
TOTAL des sels dissous par litre...	0 599

Dosage des nitrates :

Azote nitrique...........................	6 millig. 96 par lit.
Recherche des nitrites...................	Pas de nitrites.

Évaluation de la matière organique par l'action du permanganate de potasse en présence des alcalis :

Permanganate de potasse réduit..........	11 millig. 85 par lit.
Oxygène correspondant.................	3

Conclusions. — Cette eau laisse un peu à désirer quant à sa minéralisation, où dominent les sels de magnésie; elle est actuellement assez pure.

Cependant, la présence d'une proportion élevée d'azote nitrique fait supposer que la nappe a été souillée antérieurement et que, par conséquent, des souillures éventuelles sont à craindre. Aussi la stérilisation, à laquelle on a jusqu'ici eu recours, s'impose-t-elle avec plus de force pendant la saison des pluies.

EAUX DE CHAN-LIANG-CHENG.

1° **Eau du puits.** — Cette eau est louche, colorée en jaune; son odeur est désagréable; sa saveur est salée et amère. Réaction alcaline assez marquée. Abandonnée pendant quatre jours dans un flacon bouché, elle se couvre d'un voile de microbes et prend une odeur putride, indices d'une infection profonde.

Poids du résidu fixe au rouge sombre.......... $12^{gr}65$ par lit.

Dosage direct des principes minéraux par les pesées :

   1° Chlore (exprimé en chlore, Cl)............... $7^{gr}40$
   2° Acide sulfurique (en SH^2O^4)............... o 59
   3° Chaux (en CaO)....................... o 3o8
   4° Magnésie (en MgO)..................... 1 297

Essais hydrotimétriques :

   1° Degré hydrotimétrique direct................ 42o°
   2° Degré hydrotimétrique après ébullition........ 39o

Interprétation des résultats de l'analyse au point de vue de la minéralisation :

  Cette eau contient par litre :

   Carbonate de chaux........................ $0^{gr}55$
   Chlorure de magnésium..................... 3 o9
   Chlorure de sodium 8 4o
   Sulfate de soude.......................... o 85

          TOTAL des sels dissous par litre.... 12 89

   Recherche des nitrates............... Pas de nitrates.
   Recherche des nitrites............... Traces.

Évaluation de la matière organique par l'action du permanganate de potasse en présence des alcalis :

   Permanganate de potasse décomposé...... 5o1 millig. 65 par lit
   Oxygène correspondant................ 127

Conclusions. — Cette eau est mauvaise par sa minéralisation excessive, par la proportion élevée de chlore et de magnésie qu'elle tient en dissolution.

Elle est extrêmement mauvaise par la quantité relative très considérable des matières organiques qui la souillent, ainsi que par le degré de putréfaction avancé qui atteint actuellement ces matières.

Impropre à tout usage.

2° **Eau de la fosse.** — Louche, incolore, inodore, point désagréable au goût, se conservant bien pendant plusieurs jours dans un flacon bouché.

   Poids du résidu fixe au rouge sombre........... $0^{gr}49$ par lit.

Dosage direct des principes minéraux par les pesées :

 1° Chlore (évalué en chlore, Cl)............... $0^{gr}158$ par lit.
 2° Acide sulfurique (en SH^2O^4)............... 0 055
 3° Chaux (en CaO)......................... 0 084
 4° Magnésie (en MgO)...................... 0 159

Interprétation des résultats de l'analyse au point de vue de la minéralisation :

Cette eau contient par litre :

 Carbonate de chaux......................... $0^{gr}150$
 Carbonate de magnésie...................... 0 081
 Chlorure de magnésium...................... 0 212
 Sulfate de magnésie........................ 0 077
     Total des sels dissous par litre... 0 520

 Recherche des nitrates............... Pas de nitrates.
 Recherche des nitrites............... Traces sensibles.

Évaluation de la matière organique par l'action du permanganate de potasse en présence des alcalis :

 Permanganate de potasse décomposé........ 29 millig. 6 par lit.
 Oxygène correspondant.................... 7 5

Conclusions. — Cette eau laisse à désirer par sa minéralisation, non point excessive, mais constituée en grande partie par des sels de magnésie.

Elle laisse à désirer par la proportion relative trop élevée des matières organiques qu'elle tient en dissolution.

Il est vraisemblable, vu cette proportion de matières organiques, que la fosse est alimentée par des eaux de surface qui lavent un sol assez riche en détritus, et, quoique aucune fermentation putride n'atteigne actuellement ces eaux, on doit cependant les regarder comme fortement suspectes et ne les faire entrer dans l'alimentation qu'après les avoir stérilisées.

EAU DE L'ARROYO.

Louche, incolore, inodore, de saveur point désagréable.

 Résidu fixe au rouge sombre................. $0^{gr}390$ par lit.

Dosage direct des éléments minéraux :

1° Chlore, Cl.............................. $0^{gr}181$ par lit.
2° Acide sulfurique 0 034
3° Chaux (CaO)............................ 0 033
4° Magnésie (MgO)......................... 0 043

Essais hydrotimétriques :

Degré hydrotimétrique de l'eau naturelle.......... 17°
Degré hydrotimétrique de l'eau après ébullition.... 11 5

Interprétation des résultats de l'analyse au point de vue de la minéralisation :

Chaque litre d'eau contient :

Carbonate de chaux........................ $0^{gr}060$
Chlorure de sodium........................ 0 175
Chlorure de magnésium 0 102
Sulfate de sodium......................... 0 058

           Total des sels dissous par litre ... 0 395

Recherche des nitrates............... Pas de nitrates.
Recherche des nitrites............... Pas de nitrites.

Évaluation de la proportion des matières organiques par le permanganate de potasse en présence des alcalis :

En permanganate de potasse.............. 4 millig. 95 par lit.
En oxygène............................. 1 25

Conclusions. — Eau de minéralisation normale, actuellement peu souillée, qui pourra être employée comme eau d'alimentation après avoir été stérilisée.

Il résulte de l'examen de ces différentes analyses que la proportion élevée de l'azote nitrique qu'elles révèlent fait supposer que la nappe a été souillée antérieurement et que, par conséquent, des souillures éventuelles sont à craindre. Aussi la stérilisation, à laquelle on a eu jusqu'ici recours, s'impose-t-elle encore avec plus de force pendant la saison des pluies.

De l'étude des eaux faite par M. Péré, pharmacien-major de 1re classe de la Guerre, il résulte donc :

1° Que toutes les eaux des rivières, étangs, etc., sont visiblement infectées;

2° Que celles des puits que nous avons fait analyser sont mauvaises au double point de vue chimique et bactériologique.

M. le pharmacien de la Marine Arnaud nous a fourni l'analyse des eaux de Pékin et le rapport suivant (voir page 47) :

« Tous ces puits sont alimentés par une même nappe traversant un terrain d'alluvion, et se chargeant de principes solubles, notamment de sels de chaux et de magnésie.

« On admet en général qu'un litre d'une eau de bonne qualité contient en dissolution de o gr. 20 à o gr. 60 de substances minérales composées en majeure partie de carbonate de chaux dissous à la faveur d'un excès d'acide carbonique, de chlorures alcalins et alcalino-terreux (o gr. 01 à o gr. 02), et que l'extrait ou résidu fixe doit être autant que possible inférieur à o gr. 50. Nous sommes ici loin de ces limites. Nous constatons, en effet, que la moyenne du résidu fixe est de 1 gr. 50 par litre, et que la proportion des sels de chaux s'élève à 1 gr. 20.

« Ces eaux n'ont sûrement pas les qualités qui les font rechercher pour l'alimentation et pour les usages domestiques et industriels. Elles se troublent par l'ébullition et, sans toutefois devenir impropres à l'alimentation, elles sont lourdes et indigestes. Elles ne pourraient être employées par l'industrie, parce qu'elles forment des dépôts ou incrustations au fond des machines; elles ne peuvent pas servir non plus aux usages domestiques, parce qu'elles cuisent difficilement les légumes et forment des grumeaux avec les solutions de savon. Nous pourrons leur donner les noms d'eaux calcaires, inconstantes ou crues.

« Les chlorures rendent les eaux saumâtres et salées et quand la proportion en est un peu forte, comme c'est le cas ici, elle indique le plus souvent une contamination par des déjections animales.

« On suspecte une eau qui absorbe plus de o gr. 003 d'oxygène par litre, et on rejette absolument de l'alimentation celles qui en absorbent plus de o gr. 005, ou qui décomposent plus de o gr. 020 de permanganate de potasse. Nous constatons ici

	PUITS DE L'HÔPITAL.		PUITS DU PEÏTHA.
	PUITS du Parc.	PUITS dit *du Général.*	
Résidu fixe...................................	1^{gr}75 par litre.	1^{gr}40 par litre.	1^{gr}25 par litre.
Degré hydrotimétrique...........................	35 degrés.	30 degrés.	27 degrés.
Carbonate de chaux..............................	1^{gr}64 par litre.	1^{gr}33 par litre.	1^{gr}13 par litre.
Sels de magnésie................................	0^{gr}58 par litre.	0^{gr}42 par litre.	0^{gr}368 par litre.
Chlorures exprimés en chlorure de sodium..............	1^{gr}20 par litre.	0^{gr}82 par litre.	0^{gr}72 par litre.
Azotates.......................................	Traces notables.	Traces notables.	Traces.
Sulfates.......................................	Traces.	Traces.	Traces.
Matières organiques.............................	Absorbe 0^{gr}006 d'oxygène ou décompose 0^{gr}023 de permanganate de potasse.	Absorbe 0^{gr}0052 d'oxygène ou décompose 0^{gr}020 de permanganate de potasse.	Absorbe 0^{gr}004 d'oxygène ou décompose 0^{gr}015 de permanganate de potasse.

	PUITS DE LA porte des Allemands.	17ᵉ RÉGIMENT.		
		PUITS dit *Italien*.	PUITS de la 2ᵉ compagnie.	PUITS dit *Musique*.
Résidu fixe	$1^{gr}55$ par litre.	$0^{gr}85$ par litre.	$0^{gr}95$ par litre.	$1^{gr}30$ par litre.
Degré hydrotimétrique	33 degrés.	29 degrés.	30 degrés.	32 degrés.
Carbonate de chaux	$1^{gr}545$ par litre.	$1^{gr}20$ par litre.	$1^{gr}44$ par litre.	$1^{gr}545$ par litre.
Sels de magnésie	$0^{gr}504$ par litre.	$0^{gr}42$ par litre.	$0^{gr}46$ par litre.	$0^{gr}546$ par litre.
Chlorures exprimés en chlorure de sodium	$1^{gr}15$ par litre.	$0^{gr}66$ par litre.	$0^{gr}66$ par litre.	$1^{gr}10$ par litre.
Azotates	Traces notables.	Traces.	Traces.	Traces.
Sulfates	Traces.	Traces.	Traces.	Traces.
Matières organiques	Absorbe $0^{gr}006$ d'oxygène ou décompose $0^{gr}023$ de permanganate de potasse.	Absorbe $0^{gr}0045$ d'oxygène ou décompose $0^{gr}0158$ de permanganate de potasse.	Absorbe $0^{gr}005$ d'oxygène ou décompose $0^{gr}0187$ de permanganate de potasse.	Absorbe $0^{gr}0057$ d'oxygène ou décompose $0^{gr}0205$ de permanganate de potasse.

	18e RÉGIMENT.				
	PUITS des 7e et 8e compagnies.	PUITS de la 6e compagnie.	PUITS du colonel.	PUITS de l'infirmerie.	PUITS de la 1re compagnie.
Résidu fixe	$1^{gr}45$ par litre.	$1^{gr}32$ par litre.	$1^{gr}35$ par litre.	$1^{gr}72$ par litre.	$1^{gr}55$ par litre.
Degré hydrométrique	3o degrés.	28 degrés.	36 degrés.	34 degrés.	35 degrés.
Carbonate de chaux	$1^{gr}64$ par litre.	$1^{gr}20$ par litre.	$1^{gr}75$ par litre.	$1^{gr}545$ par litre.	$1^{gr}75$ par litre.
Sels de magnésie	$0^{gr}42$ par litre.	$0^{gr}368$ par litre.	$0^{gr}546$ par litre.	$0^{gr}42$ par litre.	$0^{gr}546$ par litre.
Chlorures exprimés en chlorure de sodium	$0^{gr}91$ par litre.	$0^{gr}86$ par litre.	$1^{gr}20$ par litre.	$0^{gr}95$ par litre.	$1^{gr}20$ par litre.
Azotates	Traces.	Traces.	Traces notables.	Traces.	Traces.
Sulfates	Traces.	Traces.	Traces.	Traces.	Traces.
Matières organiques	Absorbe $0^{gr}0046$ d'oxygène ou décompose $0^{gr}0181$ de permanganate de potasse.	Absorbe $0^{gr}0052$ d'oxygène ou décompose $0^{gr}0205$ de permanganate de potasse.	Absorbe $0^{gr}007$ d'oxygène ou décompose $0^{gr}0246$ de permanganate de potasse.	Absorbe $0^{gr}006$ d'oxygène ou décompose $0^{gr}0217$ de permanganate de potasse.	Absorbe $0^{gr}0065$ d'oxygène ou décompose $0^{gr}0236$ de permanganate de potasse.

que les eaux de certains puits absorbent jusqu'à o gr. 007 d'oxygène ou décomposent o gr. 0276 de permanganate de potasse Nous pouvons sans hésiter les classer dans la catégorie des eaux impures et ne les employer pour l'alimentation qu'après le chauffage à l'ébullition, qui est le moyen par excellence de s'opposer à l'action nuisible des matières organiques contenues dans les eaux.

« Il suffit que l'ébullition dure quelques minutes, aucun ferment ne pouvant vivre en présence de l'eau à la température de l'ébullition.

« Les matières organiques d'origine animale, les seules véritablement dangereuses, soit par elles-mêmes, soit par les germes pathogènes liés à leur présence, sont essentiellement caractérisées par la proportion élevée d'azotates qu'elles contiennent et qu'on retrouve dans l'eau à l'état d'azote organique, d'azote ammoniacal ou d'azote nitrique. »

Ce que nous savons de l'influence de l'eau dans l'étiologie des maladies a donc été le mobile qui nous a fait emporter en Chine, pour la stérilisation de l'eau, le matériel ci-dessous :

Pour les troupes en marche :

Filtres Lapeyrère	500
Marmites destinées uniquement à bouillir l'eau	1 500
Voitures filtrantes (système Lefebvre)	10
Stérilisateurs d'eau (Vaillard et Desmaroux)	6
Appareils distillatoires à grand débit	5
Bougies Chamberland	3 000

Les filtres Lapeyrère se trouvaient malheureusement sur le *Marseille,* auquel des avaries de machine n'ont permis d'arriver que très tard en Chine. Ils ont été très utiles au printemps lorsque les troupes se sont remises en marche.

Les troupes en marche ont employé l'eau bouillie.

L'ébullition simple est un moyen facile, d'une efficacité suffisante pour l'eau de boisson.

La grande difficulté de la préparation en grand de l'eau bouillie réside d'abord dans la négligence du personnel, le manque de contrôle permanent de l'ébullition.

Elle est due en plus aux transvasements nombreux depuis

la sortie du bouilleur jusqu'au moment où l'eau est utilisée; les chances de contamination se répètent à chacun d'eux, à moins de stériliser tous les récipients, ce qui est une difficulté insurmontable dans la pratique journalière. Ces différentes considérations nous ont déterminés à emporter 6 appareils à stériliser l'eau pour les troupes en station et pour le service hospitalier.

Ces appareils donnent un débit considérable (10 tonnes par jour environ) d'eau stérilisée par l'élévation de sa température à 120 degrés.

Ils ont été répartis de la façon suivante : 2 à Pékin, 1 à Pao-Ting-Fou, 1 à Shang-Haï-Kouan, 2 en réserve à Tien-Tsin.

Le corps expéditionnaire possédait en outre 4 appareils distillatoires à grand débit. Ils étaient ainsi répartis : 2 à Tien-Tsin (le premier installé avant notre arrivée, grâce à l'intelligente initiative de M. le mécanicien de la Marine Mognier; le second a été monté au mois d'octobre);

1 à Tong-Kou, envoyé de Saïgon en Chine par le Gouverneur général de l'Indo-Chine dès le début des hostilités. Il a rendu d'autant plus de services qu'à cet endroit du Peï-Ho l'eau est saumâtre et que la distillation seule peut en faire une eau potable;

1 à Yang-Tsoun, qui donnait 10 tonnes d'eau par jour et en fournissait à cette garnison une quantité plus que suffisante.

Voitures Lefebvre. — Amenées par le service de l'artillerie pour la stérilisation de l'eau pendant la marche. Nous en condamnons sans hésiter l'usage. Elles sont encombrantes et lourdes; leur filtre au charbon ne donne qu'une sécurité trompeuse qui devient, par là même, un grave danger. Il s'encrasse du reste très facilement, est difficile à nettoyer.

Leur seule utilité est donc de clarifier l'eau pour permettre ensuite de la faire bouillir. Une couverture en double, soutenue aux quatre angles, rend les mêmes services.

Filtres Chamberland. — Bon moyen de stérilisation, mais pas du tout pratique pour des troupes en marche. Nous ne les avons apportés en Chine qu'en vue des petits postes isolés.

Les 10 filtres à 50 bougies sont arrivés en parfait état. 9 sont entrés en service, dont 6 dans le secteur de Pékin, 2 dans celui de Pao-Ting-Fou et 1 à l'hôpital militaire de Tien-Tsin.

1 500 bougies libres, 2 000 manchons, 50 collecteurs à 8 bougies et 50 à 4 bougies permettaient de constituer 50 filtres à 8 bougies et 50 à 4 bougies, s'il y avait eu lieu de recourir à ce mode de purification des eaux.

Nous pouvons affirmer hautement que toutes ces précautions prises au point de vue de la stérilisation des eaux de boisson sont en partie cause du bon état sanitaire. Nous en avons eu une fois de plus la preuve dans le fait suivant. La dysenterie et la fièvre typhoïde ont été fréquentes chez les hommes en marche, rares chez les troupes stationnées. Un seul bâtiment de l'escadre de Takou, le *Friant*, a eu une épidémie de fièvre typhoïde : le seul également, par mesure économique, ayant fait de l'eau à Hong-Kong et à Shang-Haï. L'emploi de l'eau distillée a du reste mis fin à cette affection.

Des appareils stérilisateurs Vaillard et Desmaroux ont été envoyés à Pao-Ting-Fou et à Pékin.

Dans la première place ils ont toujours fonctionné régulièrement et économiquement. Le débit d'un appareil a toujours été égal en moyenne à 1 000 litres à l'heure.

Dans la seconde place, 2 appareils ont été employés et leur fonctionnement a laissé beaucoup à désirer. Après cinq mois de service on pouvait les considérer comme hors d'usage.

Cette inégalité de rendement de ces différents appareils tient à l'excessive minéralisation des eaux de Pékin ; chaque stérilisateur ne pouvait fonctionner plus de douze jours, après quoi on devait le démonter et enlever les incrustations calcaires. Son débit pendant cette période était très diminué, 500 ou 600 litres par heure.

En résumé, avec des eaux de composition normale ces appareils rendent de grands services ; avec des eaux fortement minéralisées, leur emploi est toujours défectueux et nécessite une conduite très délicate.

Les appareils distillatoires doivent leur être préférés lorsque la composition des eaux n'est pas normale. Ils ont, en effet, pour avantages, de fournir une eau distillée toujours inoffensive pour l'organisme au double point de vue chimique et bactériologique.

Étuves à désinfection. — A la suite des théories microbiennes adoptées aujourd'hui, il est de nécessité absolue de supprimer les agents d'infection qui souillent les objets de literie, les linges, les vêtements des contagieux, sans détruire les objets eux-mêmes. Il ne faut pas songer à l'emploi des substances chimiques; leur efficacité n'est réelle qu'à des doses incompatibles avec l'intégrité de ces objets.

La destruction par le feu est un moyen trop radical; pour arriver à un résultat aussi complet et moins coûteux on a pensé à renfermer le matériel contaminé dans des boîtes métalliques dont la température intérieure pouvait être élevée au point d'assurer la destruction de tous les ferments et germes d'infection. Ce sont les étuves.

Le Service de santé en possédait quatre :

3 étuves légères pour services hospitaliers modèle Vaillard et Besson. Elles étaient ainsi réparties : Tien-Tsin, Pékin et Pao-Ting-Fou;

1 étuve Le Blanc, grand modèle, locomobile, servant à assurer les désinfections dans la place de Tien-Tsin.

Elles nous ont rendu de grands services et ont toujours fonctionné avec certitude pour la destruction des germes : rapidité dans l'opération, intégrité complète des objets désinfectés.

Cette dernière a fonctionné pendant trois mois consécutifs et a désinfecté tous les vêtements, bérets, etc., abandonnés par les troupes au printemps.

f. **Matériel mis à la disposition du service : baraques démontables.** — Le matériel contenu dans une unité sanitaire a trait à quatre choses importantes:

1° Au vêtement;

2° A l'alimentation;

3° A l'habitation;

4° Aux soins médicaux.

1° Vêtements. — Dans nos formations temporaires on admettait en principe que l'homme entrant à l'hôpital y conservait sa propre tenue militaire. Les effets spéciaux de malades qu'elles contiennent ne répondaient pas au chiffre des admissions. Ils étaient réservés à certains malades désignés par le médecin traitant.

Le système nous paraît devoir être maintenu.

Le linge de corps nous paraît aussi très suffisant; nous n'en dirons pas autant du linge de propreté, dont la quantité est insuffisante.

2° Alimentation. — Dans nos formations de campagne, il n'existe point d'appareils culinaires suffisants. Nous réclamons, avec tous ceux qui ont la pratique des expéditions, l'adoption d'un fourneau roulant de campagne, spécial au Service de santé. Il est d'ailleurs en usage dans plusieurs armées européennes.

Certains officiers réclament la constitution dans les approvisionnements, dès le temps de paix, d'un stock de vivres capable de parer aux premiers besoins sans qu'on soit dans l'obligation de recourir au service des subsistances ou aux ressources locales au début d'une campagne. C'est une question qui mérite de fixer sérieusement l'attention.

En Chine, la ration du soldat valide a été accordée au soldat malade en tenant compte des prescriptions médicales. Les denrées fournies par les services administratifs ont toujours été d'excellente qualité, de l'avis unanime. Les ressources locales ont fourni une grande variété de denrées à des prix peu élevés.

Les ressources alimentaires de conserves, constituées en réserve au magasin de Tien-Tsin, ont permis d'approvisionner abondamment toutes les formations du corps expéditionnaire. Le lait, les vins variés, les légumes fins ont été distribués largement partout.

3° L'habitation. — Dans une expédition coloniale, les deux premiers échelons sanitaires de l'avant, portés à dos de mulet, ne comportent pas de tente démontable. Est-il possible qu'il en soit autrement?

Le problème n'a pas encore reçu de solution acceptable. La tente système Tollet, malgré sa légèreté relative, son montage et son démontage faciles, ne répond pas aux besoins spéciaux d'une formation de l'avant.

Le Service de santé, au départ, avait prévu l'organisation en rase campagne, dans les environs des forts de Takou, d'un hôpital d'évacuation d'au moins 500 lits.

Pour atteindre ce but, il avait emporté 15 tentes Tollet et 10 baraques Dœcker démontables. Cette idée était parfaitement réalisable et les Allemands l'ont mise à exécution à Yang-Tsoun.

Les ressources des habitations urbaines, à Tien-Tsin, à Pékin et Pao-Ting-Fou ont été préférées avec raison; les baraques Dœcker en ont fait l'appoint, comme magasins, salles de traitement pour coolies, baraquements d'infirmiers, etc.

La baraque Dœcker est un type d'habitation généralement adopté en Europe, en Allemagne et en France tout au moins, dans le matériel de santé.

Le montage en est difficile, mais dès qu'on est parvenu à l'installer, elle offre tous les avantages d'une habitation ordinaire propre et confortable.

En hiver, avec un chauffage constant de jour et de nuit, par conséquent un peu coûteux, on parvient à y loger des troupes, voire même des malades, par des températures atteignant 18 degrés au-dessous de zéro.

C'est certainement le type de baraque qui convient le mieux aux formations sanitaires de l'arrière. Nous lui reprochons son système d'attache des caisses formant plancher entre elles. Une légère modification sur ce point la ferait accepter par tous sans discussion.

La *tente Tollet* est formée d'une ossature métallique recouverte d'une double toile. Lorsqu'elle est montée, elle a la forme d'une bombe elliptique renversée.

Son montage est d'une facilité extrême; les fermes reposent sur une semelle et sont liées entre elles par de simples goupilles. Un sous-officier et quatre hommes bien exercés peuvent monter une tente Tollet moyenne en trois heures.

Cet abri de fortune est très acceptable dans un climat tempéré. Les hommes y souffrent beaucoup de la chaleur en été, du froid en hiver.

En Chine, elles ont servi à l'organisation de quelques cantonnements pour les troupes à la bonne saison.

Réparations locatives; agencement intérieur des habitations locales, des baraques et des tentes. — Le service du génie, au début d'une campagne, ne peut suffire à un grand nombre d'installations accessoires. Il doit forcément songer aux constructions de gros-œuvre.

Le Service de santé doit faire les frais de l'agencement intérieur et de détail d'un hôpital.

Pour atteindre ce but, il n'a qu'à puiser dans le détachement d'infirmiers; tous les éléments professionnels du bâtiment s'y trouvent réunis : menuisiers, charpentiers, vitriers, maçons, peintres.

L'approvisionnement du matériel des unités sanitaires qu'on emportera aux colonies dans l'avenir devra être sérieusement revisé en ce qui concerne l'outillage des ouvriers de profession.

Au début d'une installation, l'absence des outils d'usage courant fait perdre un temps précieux. C'est un inconvénient qui doit disparaître et qu'il importe de signaler tout spécialement.

g. **Allotissement correspondant à un nombre de malades déterminé : types divers; 30 lits, 50 lits.** — L'allotissement correspondant à un nombre de malades déterminé (types divers : 5o lits, 1oo lits) est très judicieusement conçu. Il est ainsi facile de faire un hôpital de l'importance que l'on juge nécessaire et très rapidement. Il permet en outre de parer à tous les besoins nouveaux.

Il en est de même des réserves de médicaments et de pansements. Elles ont rendu de réels services. Elles permettent le réapprovisionnement immédiat des formations sanitaires. Pour les approprier à une expédition coloniale, il serait nécessaire de les rendre plus transportables, plus maniables et d'en modifiér la composition.

***h*. Sociétés de secours aux blessés; services qu'elles ont rendus, dons.** — Les sociétés d'assistance françaises, créées dans le but de prêter leur concours en temps de guerre au Service de santé des armées de terre et de mer, ont fait depuis le début de la campagne tous leurs efforts pour nous venir en aide.

Ces sociétés sont :

La Société française de Secours aux blessés;

L'Union des Femmes de France;

L'Association des Dames françaises.

Les envois qu'elles ont fait ont été tout à fait appropriés aux besoins de ces pays-ci et ont atteint une perfection qui n'avait jamais été égalée dans les campagnes antérieures auxquelles nous avons pris part.

Les caisses renfermaient des vins (champagne, médoc, banyuls); des vins médicamenteux toniques; des vivres de malades (légumes, confitures); du lait concentré en grande quantité, aliment de première nécessité dans les expéditions où l'on a toujours à lutter contre la dysenterie et la fièvre typhoïde; des objets de toilette, objets divers, livres, journaux illustrés, et enfin de nombreux effets d'habillement qui, dans le Nord de la Chine où des froids rigoureux sévissent pendant tout l'hiver, ont toujours été reçus avec plaisir par les troupes, en supplément des vêtements que l'autorité leur avait fait distribuer avec une largesse qui a été un des grands facteurs du bon état sanitaire du corps expéditionnaire.

L'une d'elles, « la Société de Secours aux blessés », présidée par le grand chancelier de la Légion d'honneur, le duc d'Auerstaedt, a fait pour cette campagne un effort considérable. S'étant rendu compte de l'intérêt immédiat pour un corps expéditionnaire d'évacuer sans délai tous les malades devenus des nonvaleurs pour le combat, comprenant que le meilleur moyen d'arracher à la maladie tous ces hommes était de les soustraire au plus tôt au pays, cause de leur affection presque toujours typhique ou paludéenne, elle a mis sur notre demande, à la disposition du corps expéditionnaire, un navire hôpital, le *Notre-Dame du Salut*.

Destiné à éviter l'encombrement des malades qui avait été si funeste dans la dernière campagne de Madagascar, ce bâtiment a d'abord servi comme hôpital-flottant, puis il est rentré en France avec 200 malades.

La Société avait placé à la tête de son œuvre en Chine M. de Valence, qui, par sa bonne administration, son tact dans toutes les circonstances, l'a dignement représentée et mérité les éloges et les remerciements de tous.

Ne voulant pas limiter ses services à une simple évacuation, M. de Valence a installé à Nagasaki un hôpital de convalescents sur lequel nous avons évacué un grand nombre de nos malades, qui ont trouvé dans cet établissement des soins et un bien-être qui ont vite rétabli leur santé et leur ont permis de revenir en France sans souffrir de la traversée de la zone tropicale, cause de tant de rechutes dans les affections intestinales surtout.

TROISIÈME PARTIE.

NOTES MÉDICALES SUR LES ARMÉES ÉTRANGÈRES EN CHINE[1].

ARMÉE ALLEMANDE.

1° **Personnel.** — Le personnel médical est en bloc de 135 médecins sous la direction d'un *Generalarzt* (rang de colonel); tous sont de l'armée active, à l'exception de deux professeurs d'université, médecins de réserve rappelés à l'activité pour la circonstance; l'un est chargé du laboratoire de bactériologie; l'autre, professeur de l'université de Berlin, est président de la commission d'hygiène. 12 pharmaciens complètent ce personnel.

La composition du personnel des hôpitaux de campagne est de : 1 médecin-chef (4 galons), 1 capitaine et 4 lieutenants; 1 pharmacien et 2 officiers d'administration.

[1] Ces notes ont été recueillies à la date du 31 décembre 1900.

Celui des hôpitaux d'étapes se compose de 3 médecins, dont 1 capitaine, et d'un officier d'administration.

Les pharmaciens, au nombre de 12, sont ainsi répartis :

> 1° Pharmacien, chef de service, sous l'autorité du directeur du Service de santé...................... 1
>
> 2° Pharmaciens attachés aux formations sanitaires de l'avant, correspondant à nos ambulances de brigade, pour trois formations....................... 3
>
> 3° Pharmaciens attachés aux hôpitaux, trois formations. 6
>
> 4° Pharmaciens attachés à la pharmacie de réapprovisionnements...................... 2

Par hôpital de campagne, il y a 1 infirmier, 12 gardes et 20 hommes du train.

Ils ont également une réserve de personnel qui fournit les lignes d'étapes et supplée aux vacances.

Les régiments, qui sont à l'effectif de deux bataillons seulement, possèdent 4 médecins : 2 *Oberärzte* (lieutenants), 1 ou 2 *Oberstabärzte* (commandants) et, suivant le cas, 1 *Stabsarzt* (capitaine).

Les aides-majors des troupes peuvent être appelés suivant les besoins, outre leur service ordinaire, à faire fonction d'assistants dans les hôpitaux ; ils doivent suivre les travaux des différents laboratoires.

2° **Organisation des diverses formations sanitaires.** — a. *Formations de l'avant.* — Les bataillons disposent de brancards pliants, plus faciles à mettre dans une voiture que les nôtres, mais lourds et bien inférieurs à notre modèle de la Guerre. Leur organisation médicale est identique à la nôtre.

Les objets de pansement, l'appareil instrumental réglementaire de l'ambulance, ainsi que son matériel, sont analogues aux nôtres.

Leur matériel roulant à quatre roues, qu'ils n'ont pas hésité à amener en Chine, leurs voitures de transport de malades, presque identiques aux nôtres, sont trop connus pour mériter une mention. Ici, rien de nouveau.

b. *Formations de l'arrière.* — La répartition de ces formations
est la suivante :

<table>
<tr><td rowspan="10">Hôpitaux ...</td><td>à Tien-Tsin</td><td>4</td></tr>
<tr><td>à Pékin</td><td>3</td></tr>
<tr><td>à Pao-Ting-Fou</td><td>1 1/2.</td></tr>
<tr><td>à Yang-Tsoun</td><td>1</td></tr>
<tr><td>à Tong-Kou</td><td>1</td></tr>
<tr><td>à Shan-Haï-Kouan</td><td>1</td></tr>
<tr><td>à Kobé</td><td>1</td></tr>
<tr><td>à Kia-Tchéou</td><td>1</td></tr>
<tr><td>à Sing-Tao</td><td>1</td></tr>
<tr><td>à Shang-Haï</td><td>1</td></tr>
</table>

Un certain nombre d'infirmeries, en dehors des infirmeries
régimentaires, sont réparties sur les quatre lignes d'étapes :
Tien-Tsin-Shan-Haï-Kouan, Tien-Tsin-Pékin, Pékin-Pao-Ting-
Fou, Tien-Tsin-Pao-Ting-Fou. En outre, deux navires con-
courent à assurer le service (dont un est réservé à l'escadre).

Pour ce qui a trait au Pet-chi-li, 6 de ces hôpitaux sont des
Feldlazarethen (hôpitaux de campagne) de 200 lits et fonc-
tionnent : 2 1/2 à Tien-Tsin, 2 à Pékin, 1 1/2 à Pao-Ting-Fou.

Les autres, d'importance moindre, sont des *Etapenlazarethen*,
formations se rapprochant de nos infirmeries-ambulances, au
nombre de 3 : Yang-Tsoun, Tong-Kou, Shang-Haï-Kouan. Un
autre hôpital appartenant à la Marine est à Pékin, réservé à
l'infanterie de marine.

Enfin un hôpital de convalescents (*Genesungsheillazareth*) est
installé à Tien-Tsin.

L'ensemble de ces hôpitaux donne un total de 3 000 lits,
dont un grand nombre fabriqués sur place (Pao-Ting-Fou).
Notre chiffre de 2,300 lits est supérieur au leur, étant donné
notre effectif moindre.

Tien-Tsin, base de ravitaillement, possède en outre un
Kreislazareth, rouage correspondant tout à la fois à notre magasin de réserve, et à notre pharmacie de réapprovisionnement
en tant que réserve.

Des hôpitaux de Tien-Tsin, l'un, situé dans la partie de la
ville chinoise occupée par les troupes allemandes, présente peu
d'intérêt, n'étant destiné qu'à recevoir les affections légères

ou à hospitaliser provisoirement les affections plus sérieuses qui seront traitées dans l'un des grands hôpitaux. L'hôpital de convalescents, pour lequel on a utilisé différents bâtiments situés en dehors de la ville, dans un immense parc, depuis la maison d'habitation jusqu'aux serres, par sa destination spéciale, ne mérite guère non plus une étude de détail.

Les deux autres sont installés dans l'ancienne université chinoise, dont les locaux se prêtaient admirablement à leur nouvelle affectation; avec de très légères modifications, on a eu tout de suite un hôpital improvisé, remplissant presque toutes les conditions d'hygiène et de commodité que l'on est en droit d'exiger d'un immeuble construit à cet effet. On y adjoint un certain nombre de baraques Dœcker montées dans la cour et destinées à l'isolement des malades ou à suppléer les salles en cas d'encombrement. L'hôpital comprend deux grands pavillons: l'un est destiné aux maladies ordinaires et aux affections externes; l'autre est réservé aux maladies contagieuses et est presque entièrement occupé actuellement par des typhoïdiques.

L'hôpital le plus important de Pékin est situé à l'Est de la ville tartare, au palais du Prince des riz. Son approvisionnement est celui d'un *Fedlazareth* (hôpital de campagne), avec supplément de couchage pour 200 hommes. Les salles sont chauffées par de grands poêles en maçonnerie. Ce ne sont plus les poêles amenés d'Allemagne qu'on nous avait montrés à Tien-Tsin. A signaler dans tous leurs hôpitaux une grande salle dite *des convalescents*, dans laquelle séjournent les malades susceptibles de rester levés. Ici une grande table avec bancs, une petite bibliothèque, du papier à lettres et les accessoires de correspondance, quelques jeux, une douce température permettent aux malades en voie de guérison de causer, de se distraire, au grand avantage de leurs camarades plus gravement atteints et de la bonne tenue des chambres. Pénétré de l'utilité de ce dernier local, nous l'avons également prévu dans nos hôpitaux de Tien-Tsin et de Pékin, et nous sommes d'avis qu'il devrait exister dans tous nos hôpitaux de France.

L'hôpital de Pao-Ting-Fou comprend 150 lits.

Pour l'installation des locaux, des moyens de chauffage, etc., le médecin-chef a toute initiative et y pourvoit au moyen de ses propres ressources budgétaires, sans avoir recours au service du génie.

Le médecin-chef a pourvu au couchage des malades par la confection de lits en bois sur lesquels ont été installés des paillasses et des traversins. L'hôpital est pourvu de voitures pour le transport des blessés ou malades couchés.

Plusieurs laboratoires sont annexés à l'hôpital de Tien-Tsin : un laboratoire de dentisterie pour toutes les opérations d'extraction, d'obturation, la pose de dents artificielles et la fabrication de pièces de prothèse ; nous avons pu y voir un atelier complet ayant à sa disposition tous les daviers, instruments, machines à fraiser nécessaires ; de plus, 5 000 dents artificielles, des machines à vulcaniser le caoutchouc, des lampes à souder, etc. ; — un laboratoire de bactériologie, de microscopie et de chimie (dont le matériel fait partie de l'approvisionnement normal de l'hôpital de campagne), un laboratoire de radiographie. Ces deux derniers ne font pas partie de nos hôpitaux. Sur la demande du Général en chef, le Ministre nous en a accordé un pour chacun de nos deux hôpitaux. Nous devons reconnaître que nous n'avons pas songé à demander l'installation d'un atelier de prothèse dentaire de campagne.

3° **Service médical des étapes.** — Rien à dire sur ce service. Les évacuations se font par les wagons sanitaires du train international et par jonques spécialement aménagées.

4° **Renseignements sur l'état sanitaire.** — Les Allemands considèrent leur état sanitaire comme bon. La moyenne de la morbidité est, disent-ils, en Chine, de 4 à 5 p. 100 (elle n'a jamais atteint 3 p. 100 chez nous). Actuellement, 1 200 hommes sont en traitement dans leurs hôpitaux, dont 500 à Tien-Tsin, qui reçoit comme nous ceux des garnisons avoisinantes et les convalescents des autres formations sanitaires (nous avons actuellement 450 malades dans tous les hôpitaux du corps expéditionnaire). L'état sanitaire est sensiblement le même dans les différentes garnisons, excepté à Pékin, où se trouve l'infanterie de marine, qui, ayant eu à supporter les fatigues d'une partie des opérations, fournit une morbidité supérieure à celle des autres corps.

Les affections le plus souvent observées ont été : la dysenterie, très commune au début, rare maintenant; ses manifestations auraient été moins graves en Chine qu'en Allemagne; la fièvre typhoïde, quoique en voie de décroissance, très fréquente encore maintenant (114 cas en traitement à l'université de Tien-Tsin, 130 convalescents dans un autre hôpital), mais, au contraire de la précédente, ayant présenté, comme chez nous, plus de gravité ici qu'en Europe. Cette fréquence de la fièvre typhoïde dans l'armée allemande n'a rien qui nous étonne. Cette affection est répandue dans toutes les régions du globe; elle existe à l'état endémo-épidémique dans presque toutes les grandes villes. La résistance du bacille typhique au froid, à la chaleur, à la dessiccation, à la lumière, rend compte de sa facile propagation. De plus, il est d'observation confirmée que les Anglo-Saxons, les Germains et les Bretons chez nous sont des races prédisposées aux affections typhiques. Les Allemands n'emploient que de l'eau bouillie pour leurs troupes. Ils ont installé des appareils à distiller dans leurs hôpitaux, et nous n'avons vu aucun appareil stérilisateur. On sait à combien de difficultés se heurte l'emploi de l'eau bouillie.

Ils ont en plus présenté de nombreux cas de paludisme, surtout au début. Comme toutes leurs troupes venaient d'Europe, cette affection a donc été contractée en Chine. Cette manifestation morbide, qui a respecté nos troupes venues de France, ne peut s'expliquer que par les mauvaises conditions hygiéniques du début de l'occupation. Pendant que nos hommes étaient tous casernés à Tien-Tsin, Yang-Tsoun et Pékin, les Allemands, faute de locaux, ont été obligés de camper sous la tente jusqu'aux premiers froids, à Tong-Kou et à Tien-Tsin, au milieu des marécages qui avoisinent la concession allemande.

« L'état sanitaire des troupes occupant Pao-Ting-Fou semble avoir été médiocre. Les affections dominantes ont été la fièvre typhoïde et la dysenterie, avec de nombreux cas d'affections thoraciques dans ces derniers temps.

«Les affections vénériennes ont été très nombreuses. Le nombre des hospitalisations a été de beaucoup supérieur au nôtre. Il y avait présents à l'hopital le jour où nous sommes allés le visiter 114 malades (notre moyenne a été de 50). Ils ne possèdent pas d'appareils pour la stérilisation de l'eau et leur étuve à désinfection est arrivée seulement fin décembre.» (Rapport du médecin principal Duchêne.)

Enfin, dans ces derniers temps, les affections *a frigore*, angines, bronchites, pneumonies, ont été les maladies régnantes.

La ration alimentaire délivrée aux troupes est celle du temps de paix augmentée d'un cinquième; la composition de la ration normale est la suivante :

Pain de seigle 750 grammes, ou biscuit 500 grammes ;

Viande fraîche ou fumée 375 grammes, ou lard ou conserve de viande 200 grammes ;

Riz 125 grammes, ou gruau 75 grammes, ou pommes de terre 1 500 grammes, ou légumes conservés 150 grammes ;

Sel 25 grammes; poivre 3 grammes ; graisse ou beurre 50 grammes ;

Café grillé 25 grammes, ou café vert 30 grammes, ou thé 3 grammes ; sucre 17 grammes.

On y ajoute en outre :

Eau-de-vie 50 grammes ; vin 33 centilitres; chocolat ou marmelade 75 grammes, ces vivres n'étant distribués qu'une fois par semaine.

La ration de sucre a été portée de 17 grammes à 50 grammes.

Chaque homme reçoit en outre un cigare par jour.

Dans le but d'empêcher les affections du tube digestif, il est formellement interdit aux hommes de manger et d'acheter des fruits (précaution à peine explicable en temps de choléra).

Les allocations de chauffage sont plus que suffisantes.

5°. **Matériel du Service de santé.** — a. *Médicaments.* — Tous les médecins qui ont visité les ambulances allemandes ont vanté le dispositif adopté pour l'arrimage des médicaments et objets de pansement. Tous ces produits constituent l'approvisionnement normal d'un hôpital de campagne. Ils sont rangés par étages dans des coffres en bois rectangulaires, peu profonds, à parois pleines moins la paroi antérieure, représentée par de simples barrières de caoutchouc destinées à maintenir les flacons, telle une bibliothèque. En marche, ces coffres sont logés dans des compartiments de mêmes dimensions de la voiture médicale de l'hôpital de campagne. En stationnement, il suffit de sortir ces coffres et de les poser verticalement pour avoir immédiatement à portée de l'œil et de la main tous les médicaments, instruments et la plupart des objets de pansement. Le seul point faible est le suivant : les voitures ne peuvent suivre dans une expédition coloniale. Nous leur préférons de beaucoup une caisse de médicaments, très bien compartimentée, judicieusement composée, très transportable, et qui est réglementaire dans la Marine depuis quelques années sous le nom de *coffre Rouvier*, qui, avec quelques modifications légères dans la confection du contenant, serait d'un secours précieux aux colonies.

Le dépôt de médicaments, situé 5 Takou Road, à Tien-Tsin, là même où se trouve le dépôt de matériel avec lequel il paraît se confondre, réapprovisionne les formations sanitaires (ambulances et hôpitaux), mais non les corps de troupe, qui puisent dans l'approvisionnement des hôpitaux. Cela fait donc uniquement un intermédiaire de plus que chez nous.

Les quantités de médicaments apportées d'Allemagne sont loin d'égaler celles apportées par le corps expéditionnaire français. Aussi le Service de santé allemand a-t-il dû recourir à de gros achats au Japon et à Shang-Haï. C'est sur ce dernier marché qu'ils ont acquis la racine d'ipéca, le meilleur spécifique actuel que nous ayons pour la dysenterie, *dépouillée d'émétine* par un procédé ignoré des Allemands, mieux tolérée, assurent-ils, que la racine d'ipéca naturelle. Un grand nombre de médicaments : quinine, sublimé, calomel, revêtent dans leurs approvisionnements la forme de comprimés.

Ils n'ont pas d'unités collectives constituées analogues aux nôtres et cependant si pratiques : réserves de médicaments, réserves de pansements.

A signaler leur filtre de compagnie sous forme de barillet facilement transportable, à fort débit, dans lequel la pression est due à une pompe foulante. Ce filtre présente les mêmes inconvénients que notre voiture filtrante Lefebvre. Il s'encrasse très vite et clarifie l'eau sans la purifier. Donc il est à rejeter.

b. *Couchage.* — Les lits des hôpitaux de Tien-Tsin et de Pékin sont en fer, démontables, pourvus de sommiers en lames d'acier; ils sont légers, mais trop faibles et trop petits. A Pékin, ils sont mal garnis. Une paillasse et un traversin de paille, sans matelas, un seul drap de lit, trois couvertures de laine blanche forment la literie. A Pao-Ting-Fou, lits en bois de fortune.

Les locaux annexes sont aménagés comme les nôtres, sauf les cuisines et la dépense, qui sont installés avec des moyens de fortune locaux.

6° **Sociétés allemandes de secours aux blessés.** — Ainsi qu'en France, les Sociétés allemandes de secours aux blessés ont fait en Chine un effort considérable pour apporter aux troupes un supplément de bien-être.

Leur magasin de réserve se trouve à Tien-Tsin sous l'autorité d'un délégué.

Elles ont fourni comme formation sanitaire un hôpital de 200 malades. Ce dernier est à Yang-Tsoun, installé dans des tentes Dœcker recouvertes de torchis. Très bien aménagé, renfermant tous les locaux accessoires ordinaires. Le personnel est civil, médecins et infirmiers. Ils ont en plus une ambulance de convalescents à Kobé et un bateau-hôpital qui hiverne à Nagasaki.

D'après le directeur de la Croix-Rouge, dont nous avons visité les magasins à Tien-Tsin, les différentes sociétés de secours allemandes ont envoyé 8 000 caisses de dons; 6 000 seulement sont arrivées, 2 000 ont été pillées en route. Ils ont vu comme nous l'utilité de supprimer toute marque apparente sur les caisses et de les faire convoyer spécialement.

Ces caisses renferment surtout des vêtements d'hiver, des vins du Rhin et de la bière, des livres, des jeux.

En résumé, il y a lieu de reconnaître que leur installation hospitalière est excellente en tous points, non par suite du matériel fourni par la métropole, mais par suite de l'utilisation des ressources locales pour créer de toutes pièces presque tout cet ensemble d'appareils spéciaux ou d'un usage commun en somme nécessaire au bon fonctionnement d'un service hospitalier.

Ils ne possèdent pas, en effet, le moindre matériel colonial; ils n'ont pas hésité à apporter d'Allemagne le matériel encombrant d'une guerre européenne, et notre ambulance n° 3 portée par 22 mulets, nos infirmeries-ambulances pesant 1 500 kilogrammes sont bien plus utilisables en expédition lointaine que tout ce qu'ils nous ont montré.

ARMÉE AMÉRICAINE.

Les Américains sont cantonnés au Palais de l'Agriculture, au Sud de la ville chinoise et en face du Palais du Ciel, occupé par les Anglais et près duquel arrive le chemin de fer. Leurs hommes couchent sous la tente, et leurs tentes sont cylindro-coniques à double enveloppe, avec un poêle central dont le tuyau représente l'axe du cône. Ils disent ne point souffrir du froid et ils couchent sur des brancards à fond en toile et se pliant.

Leur hôpital de campagne comprend 100 couchettes à Pékin. Ils en ont un de 50 couchettes à Tien-Tsin. Le personnel médical se compose de 11 médecins, dont 3 à Pékin. Le jour où nous les visitons, ils ont 53 malades et disent n'avoir aucun cas de *enteric fever* (fièvre typhoïde).

Leur hôpital occupe un long pavillon du palais; le sol est exhaussé et les parois en bois avec de nombreuses glaces. Nous arrivons d'abord au bureau du *Chief Surgeon*, le major Yves; à côté est le *dispensary*. Nous voyons là quatre caisses représentant l'approvisionnement médical d'un régiment. Ces caisses, ayant bien 60 centimètres de haut, sont en bois épais avec coins et charnières en cuivre; elles sont lourdes, et si elles peuvent être portées à dos de mulets, elles sont plutôt destinées à prendre place dans une voiture d'ambulance.

Une caisse contient les médicaments.

Une caisse contient une réserve de médicaments.

Deux caisses contiennent des objets de pansement.

La caisse à médicaments en contient un assortiment consi-dérable et sous un très petit volume; c'est que presque tous les médicaments sont à l'état de comprimés, et les médecins américains nous affirment que la conservation est parfaite et qu'ils sont enchantés de cette forme donnée à leurs médicaments; en effet, ceux qu'ils nous montrent en flacon sont en parfait état et pas une pastille n'a perdu sa forme; il n'y a que les comprimés de chloral et de salol qui se délitent facilement après l'ouverture du flacon. Et nous sommes surtout convaincus du sens pratique de nos confrères quand ils nous montrent une boîte plate du volume de notre Règlement sur le service en campagne et qui contient une trousse avec thermomètre, seringue à injection et tous les instruments usuels, et une quarantaine de petits flacons avec comprimés; on peut mettre cette boîte dans sa poche de manteau et elle serait suffisante pour faire pendant trois mois le service d'un bataillon.

Dans les caisses de pansements, nous avons trouvé leur seringue hypodermique très remarquable. Elle se compose d'un tube métallique qui forme l'enveloppe et d'un cylindre métallique plein qui forme le piston ; l'aiguille entre à frotte-ment sur le tube extérieur, et c'est tout; pas d'ajutage, pas de verre, pas de fragilité, toute facilité pour désinfecter, et la seringue fonctionne bien. Nous l'avons essayée séance tenante; c'est une véritable seringue de campagne.

Enfin nous avons vu encore dans leurs objets de pansement des tampons qui m'ont paru utiles à signaler; ils se compo-sent de coton hydrophile comprimé et cousu entre deux lames de gaze; un tampon a la forme et les dimensions d'une piastre, et vingt tampons, enfermés dans leur enveloppe, forment un cylindre léger et du volume de vingt piastres. Ces tampons sont stérilisés par la compression et par des vapeurs d'acide carbonique; dès qu'on les met dans l'eau, ils se gonflent et forment un tampon parfait et aseptique.

Enfin la soie, le catgut, le crin sont conservés dans une

double enveloppe, séchée après des stérilisations successives, et les chirurgiens américains nous ont assuré que ces produits étaient parfaitement aseptiques et de conservation parfaite.

Les Américains ont installé un appareil à distiller de grandes dimensions dans leur cantonnement; l'eau est filtrée, distillée, aérée. Tout autour du bâtiment, sont distribuées des salles de bains avec petites baignoires en bois, formant plutôt tubs et où les soldats font leurs ablutions chaque jour; à côté des perruquiers font leur office.

Le matériel des cuisines est remarquable et se compose de cuisines parallélipipédiques, ayant four et fourneau; les différents ustensiles se placent sur ces cuisines pour faire cuire les aliments, et quand il faut partir, tout se case dans le fourneau et le four et on n'a plus qu'un colis d'un certain poids et de dimensions peu volumineuses, que l'on peut en quelques minutes faire fonctionner au milieu des champs.

Pour les ustensiles de plat, les Américains ont des boîtes préparées avec matériel complet pour 10 hommes et pour 100 hommes; toute la vaisselle y est en tôle émaillée, de couleur grise; assiettes, plats, gobelets sont semblables et tous ces ustensiles sont propres, légers, incassables et faciles à arrimer; tout, après le repas, reprend sa place dans la caisse. On comprend l'avantage de cette disposition pour une formation sanitaire de 100 lits.

Enfin, pour chaque malade il y a une chaise pliante, solide et légère, à dossier et qui, une fois pliée, ne tient que le volume d'une planche épaisse d'un doigt; elle est en bois et fer.

Nous avons vu de grandes voitures américaines à quatre roues pour transporter des malades; elles peuvent contenir 8 hommes assis et 4 couchés.

Elles sont vieilles, encombrantes, difficiles à manœuvrer et n'ont pas de supériorité sur les nôtres.

Nous entrons maintenant dans l'hôpital et nous visitons une salle de pansements. Au milieu, est une table métallique d'un seul morceau.

Dans la salle de chirurgie, bien éclairée et d'une propreté parfaite, est une fort jolie table métallique à opérations; elle est formée de trois segments et permet tous les examens et toutes les positions, y compris celle de Trendelenburg; la manœuvre d'un petit volant suffit à faire basculer la table, qui est munie de supports en fer et de lacs en caoutchouc pour les genoux. Cette salle est largement approvisionnée de cuvettes émaillées sur trépieds et de récipients en verre avec cloches pour tous les objets de pansement. Deux volumineuses lampes à pétrole, à papillon et à réflecteur, peuvent, le cas échéant, projeter une intense lumière sur la table à opérations.

Dans les salles de malades, peu garnies du reste, la propreté est parfaite et la ventilation bien assurée par des orifices rectangulaires pratiqués au plafond. Les malades y sont couchés sur des couchettes à cadre en bois avec fond métallique et à têtière un peu relevée. Cette couchette, disent les Américains, coûte une piastre trente cents, et leurs hommes, avec un petit matelas de crin, s'y trouvent très bien; si cette couchette avait un cadre léger en fer, au lieu du bois un peu fragile qui la constitue, je crois qu'elle serait, avec son fond métallique, avec la petite articulation pour la tête et ses pieds à rabattement, une couchette légère, solide, propre, facile à transporter et à nettoyer et très utile dans les pays chauds et les expéditions coloniales.

En dehors du personnel des médecins et des infirmiers, les Américains ont avec eux six étudiantes en médecine : trois pour chaque service; elles sont payées selon leur valeur professionnelle.

Cette visite à l'hôpital américain a été très intéressante et très instructive pour nous. Nous avons vu un hôpital de campagne de 100 lits admirablement tenu et nous avons pu constater chez nos confrères le sens pratique qui distingue tout citoyen des États-Unis d'Amérique.

Leur fiche de diagnostic pour les blessés le prouve une fois encore; ils n'en ont qu'une, mais elle sert à trois fins : elle est en parchemin, avec un œillet où passe un fil métallique, et présente une partie centrale blanche portant l'indication *Able to walk* (peut marcher), puis sur le côté deux lisières, l'une rouge, l'autre bleue, limitées par un pointillé qui rend facile l'ablation du côté inutile; le côté bleu porte les mots *Transportation required* (nécessite le transport), le côté rouge les mots *Not able to endure transportation* (ne peut supporter le transport). Donc pour l'homme capable de marcher on garde seulement la partie blanche; pour celui qui doit être transporté, on garde la bande bleue; pour l'homme qui ne peut être transporté, on garde la bande rouge.

De cette étude sur l'armée américaine qui nous a été fournie par le Dr Machenaud, médecin-chef de l'hôpital militaire de Pékin, il ne ressort que deux faits intéressants :

1° Les Américains n'emploient pour leurs troupes à Tien-Tsin et à Pékin, même pour les soins de propreté, que de l'eau distillée; aussi leur état sanitaire est-il excellent;

2° Tous leurs pansements, médicaments sont sous forme de comprimés. Au premier abord, ce moyen paraît très recommandable, surtout pour les troupes en marche. Malheureusement, en dehors du prix excessif des produits mis sous cette forme, ils ne présentent pas, dans les pays chauds surtout, toutes les conditions requises pour une bonne conservation. La compression amène incontestablement des changements moléculaires qui altèrent la composition exacte des médicaments. La pharmacie centrale de Paris étudie depuis longtemps cette question, et quelques-uns seulement jusqu'à ce jour ont pu être employés avantageusement sous cette forme.

ARMÉE ANGLAISE.

Il serait injuste de juger le service sanitaire de l'armée anglaise d'après les spécimens que nous avons sous les yeux en Chine. Ici c'est presque uniquement l'armée des Indes qui représente cette nation. Or, on sait que tout le vieux matériel démodé est envoyé en consommation dans ce pays et nous en avons eu la confirmation par les visites que nous avons faites aux hôpitaux anglais.

1° **Personnel.** — Le personnel médical tire son origine de deux sources : 1° de l'*Indian medical Service*, comprenant à Tien-

5.

Tsin un lieutenant-colonel, chef de service, et 8 médecins; à Pékin, un certain nombre également que nous ne sommes pas à même de déterminer; 2° du *Royal army medical Corps*, en petit nombre et réparti dans ces deux centres. Ces derniers sont affectés aux troupes européennes et ils prennent du reste toutes leurs précautions pour ne pas être confondus avec leurs camarades de l'armée des Indes.

2° **Formations sanitaires.** — Leurs formations sanitaires de l'avant s'appellent *hôpital de campagne*. Leur pansement individuel ressemble beaucoup au nôtre. Quant à l'approvisionnement de l'hôpital de campagne, il consiste en une série de paniers en osier revêtus de toile imperméable; ils sont assez analogues à notre ancien modèle de cantine, comme forme, comme disposition intérieure et même comme éléments constitutifs. Nous devons ajouter qu'ils laissent toutefois beaucoup à désirer au point de vue de leur entretien; leurs instruments sont encore à manches de bois, et leurs boîtes, de modèle ancien, datent vraisemblablement d'une époque antérieure à Lister.

Leur matériel est emballé par caisses légères appropriées au service de l'Inde et aux petites colonnes et détachements.

Leurs brancards ordinaires sont nos anciens brancards à traverses qu'il fallait renverser pour leur montage, que nous avons abandonnés à cause de leur poids et de leur peu de solidité.

Ils ont en plus, pour les transports des blessés à longues distances dans les routes peu carrossables, un brancard spacieux et démontable. Il se compose essentiellement de deux hampes en bois avec traverses, formées par une série de taquets en bois taillés en coins, juxtaposés dans une gaine en toile ne lui permettant de se replier que dans un sens.

Le fond est en toile. Il repose sur quatre pieds en métal se prolongeant sous forme de supports sur lesquels repose une toile en forme de tuile. Pour le transport à petite distance, quatre poignées en cuir sur les parties latérales des hampes. Pour le transport à grande distance, le brancard est suspendu suivant son grand axe, après un long bambou que 4 hommes portent sur leurs épaules.

Enfin à la tête et aux pieds se trouvent deux X sur lesquels la hampe peut être appuyée et le malade reste ainsi suspendu loin du sol.

En somme, ce hamac n'est autre que notre cadre de la Marine, ayant aux extrémités des araignées avec un œillet métallique permettant d'y passer un bambou. Il est uniquement deux fois plus lourd.

Les hôpitaux temporaires ont été installés à Tsien-Tsin, Victoria-Road et à Pékin. Dans cette dernière ville, les installations sanitaires sont groupées dans un très grand palais (Ché-Yé-Fu) au Sud-Ouest de la ville tartare. Elles sont au nombre de trois :

1° Un hôpital fixe de 5o lits, exclusivement affecté aux militaires anglais de la métropole ;

2° Un hôpital de campagne de 1oo lits pour les *natives* ;

3° Un hôpital général de 25o lits, en réserve, destiné à renforcer au besoin les deux précédents.

Dans leurs salles, un matériel fixe, sans type uniforme ; on y trouve des lits en fer avec quelques sommiers en fil de fer et à ressorts à boudin et de l'excellent type «Lawson-Tait», ou en simple treillis métallique ; pour le plus grand nombre, le fond du lit est en tôle cannelée en vue de l'aération dans les pays chauds.

Chacun d'eux est pourvu de deux petits matelas très insuffisamment garnis ; deux couvertures de laine, un traversin, des draps de lit en calicot pour quelques-uns seulement, complètent ce matériel de couchage.

Ceci pour les troupes métropolitaines. Pour leurs troupes de l'Inde, on a fait de toutes pièces un lit de fortune : un cadre en bois supporté par quatre pieds et dont le fond est constitué par des cordes tendues se coupant perpendiculairement. Par là-dessus, une maigre paillasse et un Sikh enveloppé dans des couvertures. A terre, près de son lit, ses ustensiles de plat, son crachoir, les médicaments prescrits, etc.

Les locaux annexes, tels que cuisine, dépense, buanderie, sont installés très sommairement.

L'approvisionnement en médicaments paraît abondant et se rapproche sensiblement du nôtre au point de vue de sa composition. Un grand nombre de ceux-ci sont utilisés sous forme de teinture. L'appareil instrumental est des plus médiocres.

La question du chauffage a été de la part des médecins anglais l'objet de leurs premières préoccupations. L'impressionnabilité de la majorité de leurs troupes indiennes tirées de tous les points de la péninsule hindoustane les avait incités à se tenir en garde contre les froids excessifs. Des poêles nombreux, de vastes cheminées creusées dans l'épaisseur des murs, munies de larges grilles, permettent d'entretenir jour et nuit d'immenses foyers de chaleur.

L'aération et la ventilation ont été assurées par des bouches percées dans le plafond d'abord et dans la toiture ensuite.

Les Sikhs ne touchent aucune ration ; ils se nourrissent de leurs deniers, sont très sobres, paraît-il, afin d'envoyer le plus d'argent possible à leurs familles.

Leur situation sanitaire est bonne actuellement.

Les Européens presque seuls ont présenté des cas de fièvre typhoïde (*enteric fever*). Les *natives*, comme toutes les races non civilisées, sont très résistantes à l'égard de l'infection typhique. Les affections des voies respiratoires sont naturellement pour ces indigènes leurs maladies dominantes. Les cas de dysenterie et de paludisme ont été très nombreux en septembre et en octobre. Jamais ils n'ont observé de cas de typhus exanthématique.

ARMÉE ITALIENNE.

Le corps expéditionnaire italien est sous les ordres d'un contre-amiral, commandant en chef les troupes de terre et de mer. Les troupes à terre sont sous les ordres d'un colonel. Elles se composent de 2 800 hommes environ, dont 2 000 des troupes de la Guerre et 800 marins. Elles sont ainsi réparties :

Pékin	2 000
Tien-Tsin	200
Palais d'été	200
Tong-Ku	20
Yang-Tsun	30
Tong-Tchéou	60

Corps médical. — Le corps médical comprend les officiers en service aux troupes et les médecins du petit hôpital de campagne. Les médecins en service aux troupes sont au nombre de six, soit deux lieutenants-médecins par bataillon de bersaglieri.

Petit hôpital de campagne. — La formation sanitaire du corps expéditionnaire d'Italie porte le nom de : *Petit hôpital de campagne*, le nom d'hôpital étant réservé à la formation sanitaire d'un corps de 6 000 hommes au moins.

Le petit hôpital de campagne a été installé au mois de septembre dans un immeuble situé rue Saint-Louis, **en face** l'église de ce nom; il renferme 100 lits.

Son personnel est le suivant :

Un capitaine-médecin, directeur de l'hôpital; deux lieutenants-médecins; un pharmacien-chef (capitaine); un aide pharmacien (sous-lieutenant); un officier comptable; un aumônier, un fourrier d'administration; un sergent de santé; caporaux et soldats de santé, qui se distinguent en aides techniques, infirmiers, brancardiers.

Bien qu'il ait un officier d'administration comptable, le capitaine-médecin directeur a la faculté de se réapprovisionner en achetant par lui-même tout ce qu'il croit utile à son service, sous réserve d'en faire un rapport au commandant en chef.

Matériel. — L'hôpital italien est pourvu de médicaments pour six mois; ces médicaments sont venus d'Italie, de la pharmacie militaire centrale de Turin.

Les médicaments manquants ont été achetés par un officier envoyé dans ce but à Shanghaï.

Il est également pourvu d'instruments nécessaires soit aux analyses des liquides (eau, vin, etc.), soit aux opérations chirurgicales générales et spéciales (organes des sens).

Ces instruments, renfermés dans des boîtes, sont venus d'Italie, mais ils n'y sont pas tous fabriqués.

L'hôpital ne possède pas de microscope; il n'a non plus ni bactériologie, ni radiographie, mais il a un autoclave.

Les malades sont répartis dans cinq petites maisons particulières séparées par des jardins.

Les pièces sont petites, mais claires et bien aérées.

Le chauffage est assuré soit par des cheminées, soit par des poêles.

La literie se compose d'un hamac transfilé sur deux bambous qui reposent sur deux tréteaux.

Le malade est couché sur une paillasse, un matelas et un traversin de laine, dans des draps, et il a sur lui deux couvertures et un couvre-lit.

Nourriture. — La nourriture des malades se compose principalement de bouillon, lait, viande, légumes. etc.

Chaque malade a sa ration de vin, qui est de 25 centilitres, et sa ration de tafia de 10 centilitres. C'est la ration du soldat.

Trois fois par semaine, la ration de vin est doublée; elle est d'ailleurs interchangeable avec celle du rhum si l'officier le juge convenable.

Le malade a de plus, généralement, le café trois fois par jour.

Le médecin traitant a une grande latitude pour prescrire de la nourriture plus délicate ou des remèdes qui ne figurent pas dans les nomenclatures. Ils sont alors achetés directement par le médecin-chef, ainsi qu'il a été dit plus haut.

L'eau employée dans le petit hôpital est bouillie et filtrée.

Salle d'opérations. — Elle possède une table à opérations en métal laqué, démontable en trois parties qui peuvent à volonté s'enlever ou s'abaisser.

La partie centrale est pourvue de rigoles destinées à faciliter l'écoulement des liquides.

Clinique médicale. — La maladie dominante a été la typhoïde.

Il y en a eu 40 cas, sur 2 000 hommes environ, et 7 décès.

Les Italiens ont eu peu de grippe et de dysenterie.

Il y a eu un décès consécutif à un abcès du foie.

Clinique chirurgicale. — On nous signale un décès par coup de feu de l'abdomen, une fracture de la clavicule par arme à feu (guérison), un coup de feu pénétrant du thorax, une cure radicale de hernie inguinale.

L'*ospedaletto*, que nous avons décrit, n'a séjourné à Tien-Tsin que peu de temps.

A l'heure actuelle, pour assurer les soins du faible effectif de la place, il subsiste seulement une faible infirmerie de 30 lits, dont 10 seulement sont occupés.

Un lieutenant-médecin y est attaché.

Sauf pour les cas graves intransportables, il doit diriger sur Pékin les malades dont l'affection présage une longue durée de traitement ; dans ce cas, ces hommes sont envoyés par le train et accompagnés au besoin d'un infirmier.

Si une opération grave paraît nécessaire et qu'elle ne puisse être exécutée que sur place, le capitaine-médecin vient de Pékin, ou détache pour la circonstance un de ses aides.

Nous n'avons vu, à l'infirmerie de la rue Saint-Louis, que quelques rares typhiques, dont un était grave ; des ictères en grand nombre, quelques grippes sans importance.

ARMÉE JAPONAISE.

Dans les formations sanitaires japonaises de l'avant, nous avons surtout pu étudier leur ambulance de première ligne. Celle-ci comprend une table d'opérations, en métal, articulée, portative, et un arsenal chirurgical assez complet, mais de composition discutable. Celui-ci est contenu dans douze paniers, de composition identique, deux à deux. Paniers en osier recouverts de toile imperméable. Les paniers 1 et 2, réservés aux médicaments, instruments et objets de pansement, possèdent, en outre, un deuxième coffre intérieur en tôle peinte. Le dispositif de ces paniers 1 et 2 rappelle beaucoup celui de nos anciennes cantines médicales, à paroi antérieure mobile sur sa base et à casiers, remplacés ici par de nombreux petits tiroirs. Comme médicaments, rien à relever au point de vue de leur nature, de leur quantité ou de leur forme d'administration. L'appareil instrumental est complet et très bien entretenu ; les instruments sont de bonne fabrication, mais de petites dimensions ; il se compose essentiellement d'une boîte à amputation et à résection, d'une trousse, d'un thermocautère, d'une boîte de pinces hémostatiques, d'un potain, de sondes Béniqué, d'un ophtalmoscope, etc., et enfin, d'une grande boîte de verres correcteurs (grand modèle Charrière).

On nous fait remarquer très modestement que le tout est de marque japonaise, mais nous constatons aussi que la composition de ces boîtes, la forme des instruments, leur mode même de groupement sont absolument identiques aux nôtres, y compris la boîte de verres (grand modèle Charrière).

Les objets de pansement sont, en général, insuffisamment protégés; les paquets de ouate, tout particulièrement, ne sont pas hermétiquement clos.

Tous ces paniers sont destinés à être portés à dos de mulet suivant le système adopté pour nos cantines médicales d'Algérie. La formation ne possède pas de matériel roulant. Un brancard très léger, mais très primitif, sert au transport à grandes distances des malades ou blessés; il se compose de deux hampes en bambou dont l'écartement est maintenu par deux traverses en fer articulées; son fond est en toile, et une grande lanière de cuir assure théoriquement la fixité du malade sur cet appareil dépourvu de têtière, de pieds, de stabilité et de solidité. Quelques pousse-pousse à coffre allongé servent au transport des malades des casernes à l'hôpital.

Le corps expéditionnaire japonais possède, à Pékin, deux hôpitaux de campagne de 200 lits chacun.

L'un d'eux est actuellement fermé, l'autre traite une quarantaine de malades.

A Tien-Tsin, on compte quatre hôpitaux qui sont tous au titre de *japanese Army* (armée japonaise).

Celui que nous avons visité en détail et qui peut nous servir de type pour la description est situé à Taku-Road, près de Meadows-Road. Il comprend deux bâtiments à étages, élevés dans des cours, complétés par des annexes composées de pavillons chinois en bois et papier.

Les bâtiments principaux sont réservés aux malades et aux bureaux.

Dans les annexes sont installés des salles d'officiers, les laboratoires et les dépendances.

Cet hôpital peut recevoir 74 malades. Au moment de notre première visite, le 12 janvier, il en traitait 63 ; le 21 janvier, 47 seulement.

Les malades sont distribués dans une douzaine de salles de contenance variable de 6 à 10 lits.

Deux chambres isolées pourvues de nattes, de tapis, de tentures et meublées de grands lits chinois, sont réservées aux officiers.

Le chauffage est assuré par des poêles.

Le couchage consiste en un assemblage de planches posées sur deux tréteaux. Ces planches sont recouvertes d'une natte, d'un matelas de coton, d'une couverture de coton ouatée et de deux couvertures en laine rouge.

L'habillement des malades se compose d'une courte chemise en coton, d'une capote légère très longue, recouverte elle-même d'une seconde capote ouatée épaisse qui porte au bras gauche la croix rouge de la Convention de Genève ; une ceinture, des bas, des savates complètent l'assortiment.

Alimentation des malades. — Le riz, la viande, les œufs, les légumes forment la base des régimes qui sont classés en quatre degrés, dont les quantités correspondantes aux chiffres français n'ont pu nous être fournies.

Nous avons vu cependant un grand régime composé de 1 kilogramme de riz environ contenu dans deux petites boîtes rectangulaires de bois qui représentaient les deux repas de la journée. Un bol contenait des morceaux de viande cuite et sèche, coupés en tranches minces ; une sauce brune de bon aspect figurait dans une tasse, puis des légumes bouillis dans une purée blanche, trois œufs, des herbes vertes préparées pour une salade ; tel paraissait être le menu (digne d'être signé par un Chinois) d'un convalescent japonais de bon appétit.

La ration de riz journalière du soldat japonais est d'environ 1 kilogramme ; la viande, environ 370 grammes (ces chiffres sont approximatifs).

Le pain, le vin ne figurent pas dans l'alimentation.

Les troupes et les malades boivent du thé et de l'eau bouillie.

Eau distillée. — Les Japonais (troupes et malades) font usage d'eau bouillie.

Il existe à Takou une grande machine à distiller qui fournit d'eau les troupes de la région.

Dépendances. — La pharmacie paraît bien approvisionnée. Les substances qui viennent du Japon sont celles qu'utilisent tous les peuples civilisés sous des noms différents.

Il est fait grand usage de comprimés.

Pour les pansements on se sert de coton, de gaze, d'étoupe, de bandes en toile ou en gaze.

Les sutures sont ordinairement faites par les Japonais avec le crin, le catgut ou la soie.

Pendant cette campagne, les Japonais n'ont fait usage que de soie, même pour les sutures intestinales.

Le sachet de coton rempli de charbon de paille de riz, comme absorbant des plaies, est fort en honneur.

Il faut 2 kilogrammes de paille pour remplir le sachet, qui pèse environ 200 grammes.

Pansement individuel. — Le pansement individuel se compose de gaze antiseptique, papier huilé, bandage triangulaire avec épingle de sûreté.

Chirurgie. Salle d'opérations. — Trois locaux chinois situés dans la cour ont été affectés aux opérations.

L'une des petites salles renferme une table en métal laqué, se pliant en trois parties et formant des plans différents au moyen de crémaillères.

Des deux autres pièces, l'une sert de vestiaire et de lavabo au personnel; cette pièce renferme un autoclave; l'autre est réservée au matériel chirurgical.

Le matériel chirurgical est contenu dans trois grands paniers d'osier recouverts de cuir et fermés par une tringle et un cadenas.

L'un d'eux contient des objets de pansement; les deux autres, les substances en usage pour les opérations et les instruments. Cette partie nous semble avoir été largement comprise.

Les boîtes d'instruments renferment absolument tout le nécessaire pour les opérations générales et spéciales.

La chirurgie urinaire est suffisamment dotée (2 boîtes de cathéters, urétrotome, sondes, etc.).

La dentisterie semble avoir été un peu négligée. Nous n'avons vu que trois daviers.

Les yeux, les oreilles, le nez, le larynx ont leur appareil instrumental luxueux.

Les deux paniers qui renferment les instruments sont doublés d'une enveloppe de métal. Ils présentent en outre cette particularité que la face antérieure se démonte pour faciliter la recherche des boîtes instrumentales.

Pour terminer ce chapitre, nous signalerons à l'attention une petite trousse métallique moderne obligatoire pour chaque médecin. Cette boîte, longue et plate, en nickel, contient en deux petits étages 5 bistouris assortis, 2 paires de ciseaux, des aiguilles à suture et de la soie, une sonde cannelée dont le pavillon est remplacé par un crochet destiné à faire fonction de *tenaculum* ou d'aiguille d'A. Cooper.

Bains. — Les bains présentent une originalité qui leur mérite une description spéciale.

Dans une vaste pièce carrelée sont élevées, à 1 mètre environ, des sortes d'estrades en bois en forme de lits de camp inclinés; les plates-formes sont contiguës à une grande caisse parallélipipédique en bois épais de 3 à 4 centimètres. La contenance est variable.

Celle de l'hôpital de Taku-Road contient au moins 1 mètre cube.

Le fond de la caisse est percé d'un trou laissant passer le poing et qui fait communiquer la caisse avec l'intérieur d'un fourneau de tôle à double paroi adjacent à la caisse.

Le foyer du fourneau échauffe l'eau contenue dans la double paroi, puis lentement celle de la cuve.

Il faut trois à quatre heures pour obtenir la température désirable.

La même eau sert à tous les baigneurs (parfois une vingtaine par jour); mais le nettoyage du baigneur se fait au savon sur la plate-forme reliée à la cuve, de sorte que l'homme n'entre dans le bain que le corps propre.

Une cuve de forme cylindrique plus petite que la première est placée dans la même salle de bain.

Elle répond évidemment au besoin d'un personnel moins nombreux.

Les fourneaux sont chauffés au bois.

Laboratoires. — Ils sont pourvus des instruments et des produits nécessaires pour les analyses et les études bactériologiques. Les microscopes en usage sont des Leitz complets.

Cuisines. — Les cuisines sont rudimentaires.

Celle de l'hôpital de Taku-Road est ouverte à tous les vents, pleine de fumée.

Le mobilier se compose de tables, de jarres chinoises pleines d'eau, de fourneaux en maçonnerie, de briques encastrant des cuves rondes chinoises avec couvercles de bois et des marmites à cuire le riz.

Cette marmite, que le Japonais emporte en campagne, est à double fond.

Le riz, préalablement contusé et très blanc, est placé dans un cylindre mobile dont le fond est percé de trous; ce premier cylindre s'emboîte dans un deuxième cylindre plus large, au fond duquel est versé la quantité d'eau nécessaire à la cuisson par la vapeur, qui atteint le riz à travers les trous du compartiment supérieur.

Ainsi le grain est gonflé, gélatineux, élastique.

La substance est appétissante de tous points et défie toute comparaison avec les bouillies innommables préparées par les Européens.

De petits magasins renfermant les provisions des substances alimentaires figurent imparfaitement notre dépense.

Buanderie-Lingerie. — Une lingerie contenant les effets de rechange des malades ainsi que ceux des infirmiers, avec le matériel de literie, est sobrement installée dans un local garni de planches, où s'empilent les couvertures et les matelas.

Le linge est lavé par les soins de l'hôpital.

Cabinets d'aisance. — Les cabinets placés dans la cour, à droite de la porte d'entrée, consistent en un appentis de bois divisé en quatre cabinets, dont le plancher est fait de deux planches distantes d'environ o m. 20.

L'homme est accroupi; le système est donc *à la turque*.

Les matières tombent dans des tinettes placées sous l'ouverture de chute. Leur vidange s'effectue par une porte de bois placée derrière la cabine, et une palissade masque les portes du côté de la cour.

Deuxième hôpital. — Un petit hôpital a été établi à Meadows-Road, près des bureaux de M. Vrard, négociant. On a utilisé un bâtiment principal flanqué de deux ailes et de quelques dépendances placées sur l'arrière.

La façade donne sur un coquet jardin orné d'un kiosque.

Il comprend 36 lits.

Ce petit hôpital était destiné aux contagieux, avec quelques typhiques. Il ne traitait, à notre passage, guère que des béri-bériques.

Comme celui décrit plus haut, cet établissement est pourvu des services et des accessoires (bains, etc.) que nous avons cités.

Troisième hôpital. — 150 lits; situé dans Victoria-Road. (Je le crois inoccupé.)

Quatrième hôpital. — Il est établi dans la cité chinoise. Les Japonais voulaient en faire leur centre principal de traite-ment et le monter luxueusement.

Il peut loger 222 malades.

Le total des malades que pourrait hospitaliser à Tien-Tsin le corps expéditionnaire japonais est de 700 à 800.

Les infirmeries-ambulances n'ont pas l'importance que nous

leur donnons dans notre armée. Ce sont des locaux pour exempts de service dont l'indisponibilité ne doit pas dépasser 24 heures.

Pathologie. — Le total des malades actuellement traités dans les hôpitaux à Tien-Tsin est très restreint. Cela tient à la réduction considérable de l'effectif du corps expéditionnaire japonais, qui ne dépasse peut-être pas 500 hommes.

Ils en accusent environ 5 000 dans toute la Chine.

Au moment de notre première visite (12 janvier), ils comptaient 120 malades dans tous les hôpitaux.

Les affections communes étaient la dysenterie, la grippe, la fièvre typhoïde, qu'ils affirment très rare chez eux.

Le 21 janvier, le Dr Shimose, médecin-major de 2e classe, m'affirmait que le chiffre des typhiques à Tien-Tsin était de 5 (sans compter les convalescents).

L'affection spéciale qui leur cause le plus de déchet et de soucis est le béribéri.

Il y en a dans tous les hôpitaux, des deux formes, sèche et hydropique, avec ou sans les graves complications cardiaque, pulmonaire, cérébrale ou nerveuse.

On nous a souvent demandé si nos troupes en souffraient. Notre affirmation que seuls nos indigènes auxiliaires dans les différentes colonies étaient atteints par cette affection a paru surprendre.

Le mode de nourriture spéciale des races colorées paraît, à l'heure actuelle, devoir être le principal, — sinon le seul, — facteur pathogène du béribéri.

Les Japonais le savent. Ils cherchent à substituer à l'alimentation dominante du riz celle de la viande et des corps gras; mais le Ministre de la guerre n'a pas jusqu'ici donné satisfaction à des désirs maintes fois exprimés par le corps médical.

Des raisons budgétaires s'opposent à la transformation radicale de la ration.

Nous pensons que sur 120 cas de maladies accusés dans notre visite du 12 janvier plus de la moitié étaient béribériques.

Blessés. — Nous n'avons pu voir de blessés.

Tous les blessés de la guerre auraient été évacués sur le Japon.

Les hôpitaux n'auraient pas reçu de blessés par accidents depuis la cessation des hostilités.

En tous cas, nous donnons ici la statistique des blessés japonais atteints pendant la guerre.

Nombre, 730; morts, 35.

RÉGIONS.

Tête	105
Cou	12
Poitrine	64
Dos	23
Ventre (16 morts)	24
Ceinture	39
Membres { supérieurs	212
{ inférieurs	251
Total	730

Beaucoup d'amputations ont été pratiquées.

Presque toutes les laparatomies ont été suivies de mort.

Dans le petit salon de l'hôpital de Taku-Road se trouve une sorte de tableau vitré qui contient en ex-voto onze projectiles de guerre de différentes armes extraits par les chirurgiens japonais du corps de leurs compatriotes.

Transport des malades et des blessés. — Des charrettes chinoises, des djinrikishas, sur lesquelles on fixe un panier rectangulaire, des brancards; tels sont les moyens usités.

Brancard. — Le brancard se compose de deux hampes en bambou passées dans les bords cousus d'un hamac en forte toile.

L'écartement des hampes est obtenu par deux traverses minces en fer dont un des bouts porte un anneau fermé, l'autre un demi-anneau.

Il est donc très facile de démonter et de rouler le brancard qui pèse 9 kilogrammes.

6

Il n'y a pas de têtière; le sac du soldat lui sert d'oreiller.

A signaler des lanternes à la paraffine et à l'acétylène pour l'éclairage opératoire d'urgence.

Personnel médical. –— Le nombre total des médecins militaires présents en Chine s'élève à 50.

Le chef de service a rang de colonel. On lui donne le titre de médecin divisionnaire.

Le 21 janvier il était présent à Tien-Tsin, où il passait l'inspection des hôpitaux de la place.

Il n'y a pas de lieutenant-colonel actuellement.

On compte 4 majors dont 2 à Tien-Tsin.

L'un, qui fait fonction de directeur pour la région, est en même temps médecin chef des hôpitaux.

L'autre major est chef médical du service des étapes avec un médecin-major de 2ᵉ classe sous ses ordres.

Il y a en tout à Tien-Tsin 12 médecins militaires de divers grades, 8 médecins de la Croix-Rouge.

Infirmiers militaires. — 63 pour Tien-Tsin, dont 33 pour l'hôpital de Taku-Road.

Il faut ajouter à ce chiffre de très nombreux auxiliaires de la Croix-Rouge.

Approvisionnements. — Les approvisionnements viennent du Japon. Ils sont constitués pour six mois.

Il y a à Tien-Tsin un grand magasin de réserve pour le réapprovisionnement des hôpitaux.

Les objets sont renfermés dans des caisses de volume assez régulier facilement portées sur des brouettes chinoises ou de petites plates-formes roulantes.

L'approvisionnement est *largement prévu.*

Les Japonais se défendent d'avoir actuellement en Chine des hôpitaux de campagne conformes aux types réglementaires de leur armée.

Leurs hôpitaux actuels de Tien-Tsin sont adaptés aux circonstances.

Ceux qu'ils nous ont fait visiter paraissaient satisfaire aux exigences de la situation, ce qui expliquerait certains perfectionnements de détail.

Les hôpitaux de Tien-Tsin comptent au service de l'arrière.

ARMÉE RUSSE.

Personnel. — Le personnel médical de l'armée russe a été fourni en grande partie par les médecins du cadre de l'armée de Sibérie. Cependant un certain nombre de médecins des corps de la métropole sont venus renforcer ces derniers et installer deux hôpitaux de campagne, l'un à l'Arsenal de l'Est et l'autre à Pékin. Au 31 décembre, ces derniers ont été disloqués, et actuellement le service médical est uniquement assuré par des médecins de l'armée d'Asie.

Le service de santé de l'armée russe pendant la campagne de Chine comprenait un certain nombre de formations sanitaires que l'on peut grouper sous ces diverses dénominations :

1° Service régimentaire (lazaret de régiment);

2° Service divisionnaire ou de brigade (lazaret de division ou de brigade); .

3° Service hospitalier de camp (hôpitaux de camp);

4° Service hospitalier d'évacuations (hôpitaux d'évacuations);

5° Service hospitalier de bienfaisance (hôpitaux de bienfaisance).

1° SERVICE RÉGIMENTAIRE. — Lazarets de régiments ou ambulances.

Chaque régiment possède un lazaret de régiment.

En temps de paix, cette formation elle-même se dédouble et comprend :

1° Le lazaret (plus important que l'ambulance);

2° L'ambulance.

Personnel médical. — Il comprend 5 médecins : 1 médecin supérieur et 4 médecins subalternes (la hiérarchie étant la suivante : colonel, lieutenant-colonel, capitaine, lieutenant).

6.

Le médecin supérieur est chef de service; un médecin subalterne est à l'ambulance.

Infirmiers. — 1 infirmier par compagnie, 16 infirmiers par régiment. Les infirmiers sont recrutés parmi les soldats sachant lire et écrire (chose très rare, paraît-il). Ils font leur éducation au lazaret et subissent un examen.

Matériel. — Literie, couchage, médicaments, objets de pansement pour 16 lits.

4 lits par bataillon.

Fonctionnement du service. — Les malades sortent du rang et sont groupés par l'infirmier qui les conduit à l'ambulance. Là ils subissent un premier examen du médecin, qui les trie; il renvoie les non-malades, garde et soigne les moins malades et envoie au lazaret ceux qui doivent être alités. Les malades graves sont expédiés à l'hôpital militaire. (En Russie, un hôpital par département, donc 10 ou 11 hôpitaux.)

En temps de guerre, chaque régiment ne possède plus qu'une formation sanitaire qui prend le nom d'ambulance. Le lazaret de régiment se transforme en ambulance (de première ligne). Chaque régiment possédait un matériel en réserve en vue d'une expédition militaire.

Cette formation est de beaucoup une des plus intéressantes à étudier parmi toutes celles des différents corps expéditionnaires et mérite d'être retenue. Elle est en effet très pratique pour les expéditions coloniales. En effet, nous ne voyons plus là, comme en Europe, manœuvrer les corps d'armée ou même les brigades. Il est extrêmement rare de voir partir en colonne plus d'un régiment. Il en est de même en Sibérie; les régiments sont très mobiles et, quand ils se déplacent, ils emmènent avec eux tout leur matériel. Arrivés à station, ils casernent et installent leur ambulance. Celle-ci n'a pas de moyens de couchage; le cosaque est habitué à coucher sur la dure, et la paillasse est pour lui un lit moelleux qui lui suffit aisément.

Le matériel, composé de quelques brancards, de paniers contenant médicaments, pansements, instruments, etc., est chargé sur des voitures légères ressemblant au véhicule dénommé en France *char-à-bancs*, aux voitures qu'emploient les maraîchers des environs de Paris pour venir aux Halles. Elles sont très solides, très larges, assez basses sur roues. Deux voitures seulement ont des ressorts; elles sont destinées au matériel pharmaceutique.

Cette formation a un personnel de 16 infirmiers, plus les conducteurs de voitures, qui sont, en somme, les infirmiers d'exploitation.

2° SERVICE DIVISIONNAIRE. — Lazaret de division ou de brigade.

Il n'y avait en Chine qu'un lazaret de brigade et de réserve. Il est demeuré à Inkoir non déployé.

3° SERVICE HOSPITALIER DE CAMP. — Hôpitaux de camp.

Ce service hospitalier était prévu pour une troupe de 20 000 hommes. Il comprenait 4 hôpitaux; actuellement, 3 sont partis; il ne reste dans le Pet-chi-li que l'hôpital n° 14; -

1° Un hôpital de camp à Pékin (n° 1), parti au mois de novembre;

2° Un hôpital de camp à Pékin (n° 3), parti vers le milieu de décembre. Remplacé actuellement par un lazaret;

3° Un hôpital de camp à Tien-Tsin (n° 14). Cet hôpital, fait pour 200 lits, était établi à l'arsenal. Il s'est scindé dernièrement en trois lazarets répartis à Tien-Tsin (Arsenal), Pékin et Tong-Ku. Chacun de ces lazarets possède 40 lits. Ce sont les trois seules formations qui subsistent actuellement;

4° Un hôpital de camp à Shan-Hai-Kouan (n° 111), arrivé de Russie au mois d'octobre.

Organisation d'un de ces hôpitaux. — Hôpital de camp n° 14.

Nous avons visité en détail l'hôpital de camp n° 14 établi à l'Arsenal de l'Est.

Arrivé à Tien-Tsin le 2 juillet, il s'est installé immédiatement dans les ateliers de l'arsenal aménagés pour la circonstance. En plus, dans les habitations respectées par l'incendie et le pillage, on a pu facilement avoir rapidement de quoi hospitaliser 300 malades.

Personnel officier. — 1 médecin en chef (colonel); 1 médecin supérieur (lieutenant-colonel); 3 médecins subalternes de grades divers; 1 officier d'administration du grade de lieutenant; 1 employé (aide du précédent); 1 secrétaire-fourrier (petit employé), 1 pharmacien (du grade de capitaine); 1 prêtre.

Sœurs de charité. — Au nombre de 5.

Infirmiers. a. *Leur origine.* — Ils proviennent de deux sources. Ils ont d'abord été infirmiers de compagnie ou bien sortent des écoles d'infirmiers militaires. Ils font là pendant six ans (de 10 ans à 16 ans) leurs études. A leur sortie, ils sont diplômés et peuvent exercer leur métier après le service militaire. Ils ont rang de sous-officiers et peuvent même subir un examen après lequel ils sont nommés employés du service militaire. Comme ces places d'employés ne sont pas toujours vacantes et qu'ils sont alors dans l'expectative, on les appelle des *candidats.* Ils servent comme infirmiers militaires dans le rang de sous-officier supérieur.

b. *Leur nombre.* — 1° 2 candidats;

2° Une quinzaine d'infirmiers militaires n'ayant pas subi leur examen, mais ayant terminé leurs années d'école;

3° 6 infirmiers de compagnie.

A ces infirmiers sous-officiers se joignent 80 hommes de troupe employés aux corvées grossières et sous la direction de nouveaux sous-officiers; il y en a un pour l'entretien des vêtements du régiment, un pour le matériel de l'hôpital, un pour la surveillance des denrées alimentaires, un pour la cuisine et un par chambre de malades. Cette compagnie de 80 hommes est sous les ordres de l'officier d'administration.

Cet hôpital était un hôpital de 200 lits, mais ces derniers n'ont pas été apportés de Port-Arthur.

Ils ont confectionné des lits de fortune comprenant deux tréteaux avec planche dessus. Une paillasse, quelques couvertures complètent la literie. Une petite réserve de chemises, draps de lits, capotes, formait l'habillement.

Leurs locaux accessoires étaient bien installés, cuisines chinoises, buanderie, etc., salle de bains.

En un mot, hôpital de fortune, fait avec les moyens locaux, et sans le moindre intérêt.

La seule chose qui nous ait frappés dans cette formation sanitaire, ce sont leurs moyens de transport.

Voitures ou plutôt charrettes, décrites plus haut, en assez grand nombre (deux voitures pour le transport du personnel).

Régime des malades. — *Boissons :* Thé et sucre pour tous trois fois par jour, lait, limonade citrique, potus occi-cocci [1]; pour les faibles, café, vin rouge, marsala, cognac, champagne.

Aliments. — 1er degré : viande bouillie, cacha (gruau et beurre); pain noir, 2 livres; viande, 1 livre,

2e degré : soupes diverses, gruau. côtelettes, rôti, vin rouge;

3e degré : bouillon (viande, poulet), poulet, côtelettes, gruau au lait, œufs, omelettes, café.

Prix de la journée du malade. — 1° L'hôpital touche 602 kopecks (1 fr. 75) pour l'alimentation, les médicaments, l'entretien du linge et la réparation des effets;

2° Il touche aussi une somme appelée *argent de chaque jour*, pour le chauffage, l'éclairage, le fourrage, etc. ;

3° Le malade reçoit 21 kopecks par jour.

Situation sanitaire de l'armée russe. — Au début, le Corps de santé russe a eu à soigner un assez grand nombre de blessés de guerre; puis, par suite d'imprudence des hommes, beaucoup de brûlures ayant pour cause des explosions. Les mois d'août, septembre ont été très chargés en dysenterie, vu l'impossibilité, nous ont dit les médecins, de forcer leurs troupes à employer l'eau bouillie. Novembre a vu éclater chez eux de nombreux cas de fièvre typhoïde et très graves pour la plupart. A l'époque où nous avons visité l'hôpital, il y avait eu 200 malades atteints de cette affection.

Affections vénériennes en assez grand nombre.

Actuellement la dernière formation sanitaire qui reste dans les environs de Tien-Tsin est le lazaret de Tong-Ku, troi-

---

[1] Sorte de baie rouge très rafraîchissante.

sième section de l'hôpital de camp n° 14, qui comprend un médecin, un secrétaire (employé), une sœur de charité, 3 infirmiers, 20 hommes et un sous-officier. Il possède 3 salles et 40 lits; un matériel en conséquence, une charrette et un cheval.

4° SERVICE HOSPITALIER D'ÉVACUATIONS. HÔPITAUX D'ÉVACUATIONS. — La proximité des possessions russes du Nord de la Chine a naturellement été d'un grand secours au Corps de santé russe pour assurer les évacuations de malades.

Ils ont évacué sur Port-Arthur, où ils ont deux hôpitaux fixes de 200 lits, et sur Vladivostock (2 également). En plus, la Russie entretient à Nagasaki un hôpital appelé *station climatique*.

Moyens d'évacuation. — 1° Un bateau à vapeur lazaret pour 200 lits appartenant à la Croix-Rouge;

2° 3 petits bateaux pour le transport des malades peu gravement atteints (le *Chao-chaou-fou*, le *Prosper* et le *Pronto*).

Nombre de malades évacués par l'hôpital 14 :

80 en octobre; 140 en novembre; 137 en décembre.

5° SERVICE HOSPITALIER DE BIENFAISANCE. HÔPITAUX DE BIENFAISANCE. — Sous la protection de l'impératrice-mère Maria Féodorowna :

1° Un hôpital de 200 lits, à Pékin;

2° Un hôpital de 300 lits, à Port-Arthur;

3° Un bateau-lazaret (celui déjà mentionné pour le transport des malades).

En résumé, rien de nouveau dans l'organisation russe, si ce n'est une formation sanitaire indépendante marchant toujours avec un régiment et possédant son personnel et ses moyens de transport.

M. le médecin-major de 2ᵉ classe Visbecq, du bataillon de zouaves de Chang-Haï-Kouan, a recueilli certains renseignements complémentaires sur l'organisation du Service de santé des armées anglaise et russe. Vu leur intérêt, nous les reproduisons *in extenso*.

ARMÉE ANGLAISE.

(RENSEIGNEMENTS COMPLÉMENTAIRES PAR M. LE D' VISBECQ.)

1° **Composition et situation militaire du personnel.** — Le personnel technique du Service de santé de l'armée anglaise se divise en deux corps qui ont les mêmes grades, la même situation, mais ont chacun un avancement et une direction qui leur sont propres. Ce sont :

1° Le *British medical Service;*

2° L'*Indian medical Service.*

Le premier sert en Angleterre et au dehors, même quelquefois aux Indes; le deuxième est spécialement affecté aux troupes des Indes, les accompagne dans leurs expéditions, mais ne sert jamais en Angleterre; les officiers de ce service ont un an de congé tous les six ans; ils sont placés sous la haute direction, au point de vue technique, du directeur technique, qui réside à Calcutta.

Le *British medical Service* est dirigé par un directeur général résidant à Londres. Ces services s'administrent entièrement par eux-mêmes.

Les médecins militaires anglais ont exactement la même situation et les mêmes droits que les officiers des autres corps ou services; leurs grades et appellations sont les mêmes; ils sont : *lieutenant, capitaine, major, lieutenant-colonel, colonel, surgeon general.* Cette appellation de *surgeon,* qui a été conservée pour le grade le plus élevé, précédait autrefois la dénomination des autres grades; on disait : *surgeon captain X...,* par exemple; depuis cinq ans elle a été supprimée et, dans l'usage courant, on entend les hommes et les officiers parler d'un médecin en le désignant *the lieutenant* ou *the captain X...,* etc.; c'est la règle et c'est l'usage.

Aux différents grades de cette hiérarchie il convient d'en ajouter un dont il n'a pas été parlé plus haut, parce qu'il est spécial aux indigènes de l'Inde; ce grade est occupé par ce que les médecins anglais appellent leurs *native assistants;* ces médecins indigènes, qui ont le grade de sous-lieutenant, ont fait quatre années d'études dans une ville des Indes et sont titulaires d'un diplôme spécial qui leur donne le droit d'exercer la médecine aux Indes seulement.

Les médecins militaires anglais restent pendant trois ans dans le grade de lieutenant, pendant douze ans dans celui de capitaine, passent un examen pour devenir majors; au-dessus de ce grade, l'avancement a lieu par sélection.

La tenue de campagne en usage ici, l'armement, les insignes des médecins militaires anglais sont les mêmes que pour les autres officiers, le bouton seul diffère; de même que pour les autres officiers, leurs insignes se portent sur la patte d'épaule, sur laquelle se trouvent également accrochés les insignes du service :

B. M. S. (*British medical Service*).

I. M. S. (*Indian medical Service*).

2° **Exécution du service dans les corps de troupe, dans les hôpitaux.** — Dans les régiments, il n'y aurait, d'après les renseignements reçus ici, qu'un médecin du grade de *lieutenant*, *capitaine* ou *major*, mais je crois que ceci est spécial à l'armée des Indes, où chaque médecin de régiment est doublé d'un *native assistant*.

La visite est faite chaque matin, mais l'homme n'est exempté qu'un seul jour; si son indisposition se prolonge, il est envoyé à l'hôpital; il n'existe pas d'infirmiers régimentaires; le système des hôpitaux mixtes n'est pas en usage en Angleterre; dans les grandes garnisons, il y a un hôpital pour trois régiments environ. Dans les régiments, le personnel subalterne est pris parmi les hommes du régiment; dans les hôpitaux, il est pris dans un corps spécial d'infirmiers.

Le plus ancien médecin de la brigade est médecin chef de cette brigade; il cumule cette fonction avec celle de médecin chef de régiment, mais il existe un emploi spécial de médecin divisionnaire. Il n'y a pas de personnel administratif analogue au nôtre; c'est, dans un hôpital, le médecin chef qui, outre qu'il dirige le service, en même temps par lui-même assure le service administratif.

En campagne, les médecins de corps de troupe forment sur le champ de bataille les *dressing-stations*, littéralement places de pansement, qui ne sont autre chose que nos postes de secours, et sur la ligne de feu se créent les *collecting-stations*, où sont une première fois réunis les blessés que l'on soustrait ainsi à l'action du feu.

Des postes de secours, les blessés sont portés au *Field's hospital*, qui serait l'analogue de notre ambulance. Le *Field's hospital* est formé de quatre sections, comprenant chacune le même matériel, le même personnel; chacune d'elles est commandée par un médecin, le plus ancien officier étant médecin-chef de la formation entière; ce système permet au *Field's hospital* de se fragmenter en quatre portions semblables et pouvant fonctionner séparément, comme nos sections d'ambulance. Le *Field's hospital* comporte 100 lits; il y en a un pour deux régiments. La formation qui fait suite au *Field's hospital* est dénommée *General hospital*.

3° **Matériel de transport.** — Il ne m'a été donné de voir que le brancard en usage aux Indes; cet appareil est bien compris pour un pays chaud et pluvieux; il est malheureusement un peu lourd, paraît-il, et m'a paru peu maniable dans les chemins difficiles. Il se compose essentiellement d'un cadre matelassé, isolé de terre par quatre pieds ferrés; ce cadre est suspendu par des cordages à un bambou et est muni d'une monture métallique qui supporte une toile imperméable; il pourrait être

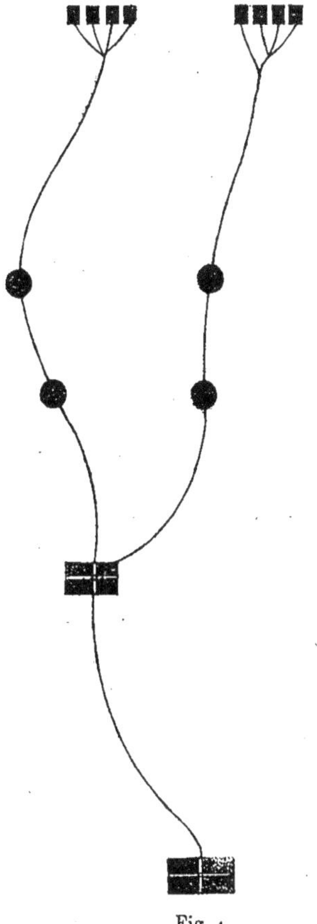

Fig. 1.

défini *lit-tente portatif*; deux porteurs se placent à chaque extrémité du bambou. Dans l'armée des Indes existent, à côté des soldats proprement dits, des *servants* qui sont chargés des corvées générales; un certain nombre de ces servants sont spécialement affectés comme *porteurs* au Service de santé.

D'un coup d'œil rapide jeté sur des gravures, j'ai pu voir que le brancard en usage dans l'armée anglaise proprement dite, ainsi que les cacolets, est fort semblable aux nôtres, de même que les théories concernant le relèvement des blessés.

Je n'ai rien vu ici comme appareils de désinfection ni de stérilisation.

4° **Évacuations.** — Les évacuations se font de Shang-Haï-Kouan à Weï-Haï-Weï sur le *General hospital*, au moyen d'un bateau spécialement affecté à cet usage.

5° **Matériel.** — Comme il m'était impossible, au cours d'une visite qu'il m'a été permis de faire du matériel, de noter la totalité des objets et matières contenus dans les caisses, je signale surtout de ce chapitre les choses les plus importantes ou celles qui ont attiré mon attention, soit parce qu'elles diffèrent de ce que nous possédons, soit parce qu'elles n'existent pas dans nos approvisionnements.

Service régimentaire. Paniers, sac d'assistants, musettes. — Panier n° 1. Remarqué : 1° Une boîte d'instruments comprenant des couteaux à amputations, six pinces à forcipressure et quatre petites pinces hémostatiques à ressort; un jeu de sondes urétrales en argent, des tréfines, une pelote compressive de Larrey, une scie, etc.; ces instruments sont encore munis de manches en bois quadrillés;

2° Une seringue à injections hypodermiques, accompagnée d'un petit nécessaire métallique contenant des tabloïdes pour injections hypodermiques (morphine, apomorphine, ésérine, digitaline, atropine);

3° Une boîte métallique comprenant de la *moutarde comprimée* pour faire des sinapismes;

4° Une balance et des verres gradués;

5° Une lanterne à réflecteur à bougie, analogue à la nôtre,

mais avec cette différence qu'elle est carrée et porte sur le côté vitré une plaque à charnière qui se rabat sur le verre et le protège quand la lanterne n'est pas en usage;

6° Le panier est construit de telle sorte qu'il comporte en son milieu, quand il est ouvert, une plaque de porcelaine carrée, de o m. 3o de côté, portant des mesures tracées d'avance, et qui peut servir de table solide pour poser les fioles, faire les manipulations, etc.

Panier n° 2. Remarqué : 1° Quelques petites boîtes métalliques de la grosseur d'un encrier de poche, contenant un rouleau de diachylum de deux doigts de largeur environ;

2° De la soie verte pour faire des bandeaux oculaires;

3° Un tissu destiné à être appliqué sur la poitrine, dans les affections des voies respiratoires, qui paraît être du feutre d'un bon centimètre d'épaisseur recouvert d'un papier imperméable;

4° Des daviers sensiblement pareils aux nôtres;

5° Du papier paraffiné servant d'imperméable dans les pansements;

6° Un bassin en étain pour la défécation dans le décubitus dorsal;

7° Des attelles en rotin solides et légères, appréciées des médecins; des gouttières, des jambes en fer, à charnières, s'aplatissant, et qui séduisent au premier abord, mais qui, avec leurs formes carrées, doivent nécessiter un rembourrage considérable pour avoir une bonne immobilisation; les médecins anglais paraissent en être peu satisfaits.

Sac pour assistant. — Ce sac est en cuir; il a la forme d'une gibecière et se porte en sautoir. Il contient surtout des médicaments, le plus souvent sous forme de pilules : acétate de plomb et opium, calomel, rhubarbe, coloquinte, opium, capsicum, camphre et poivre, puis de la poudre de jalap composée et du sulfate de quinine; le sulfate de quinine est le seul sel en usage dans tous les approvisionnements. A signaler la *camphorodyne* en usage dans la diarrhée à la dose de 2o gouttes. Ce sac contient en outre quelques attelles en fil de fer et une trousse d'infirmier renfermant seulement des épingles, du fil, des ciseaux.

Musette. — La musette a sensiblement la même forme que la nôtre; elle contient une trousse analogue à celle qui vient d'être décrite, du coton, des allumettes, une bougie (renfermée dans une petite boîte métallique), de la morphine, un flacon de sels, puis des objets de pansement.

Le matériel du *Field's hospital* comporte huit caisses de médicaments et objets de campement et une caisse d'imprimés, papiers, etc.

Caisse n° 1. — Remarqué : 1° Un appareil métallique à compartiments comprenant les médicaments les plus en usage;

2° Les flacons qui sont bouchés à l'émeri ont une forme allongée et carrée qui les rend faciles à caser;

3° Un paquet de grandes étiquettes jaune-orange portant le mot *poison*;

4° Des tabloïdes de diverses substances contenues dans une sorte de nécessaire métallique.

Caisse n° 2. — Remarqué : 1° une tondeuse pour les cheveux;

2° Une seringue en verre analogue à nos seringues urétrales, mais cinq ou six fois plus volumineuse;

3° Un jeu de plateaux en zinc emboîtés les uns dans les autres, et dont la figure ci-contre (fig. 2) donnera une idée; ces plateaux tiennent très peu de place et, par la variété de leurs courbures, peuvent s'adapter facilement aux diverses parties du corps pour les lavages, pansements, etc.

Caisses n°ˢ 3 et 4. — Elles contiennent chacune huit musettes, un sac du modèle décrit plus haut et un grand bidon à eau. Ces objets ainsi renfermés sont faciles à charger et ne courent pas le risque de se perdre en cours de route.

Caisses n° 5. — Remarqué : 1° Un grand récipient en toile imperméable tenant peu de place et destiné à prendre une provision d'eau;

2° Un étui en cuir contenant un jeu d'écarteurs nickelés;

3° Une série de sangles munies de boucles, crochets, etc., pour la réduction des luxations, appareil qui ne paraît pas très prisé des médecins anglais;

4° Une boîte complète d'instruments pour les opérations des yeux;

5° Une boîte contenant une pompe stomacale d'un modèle ancien.

Caisse n° 6. — Remarqué : 1° Une grande quantité de savons antiseptiques;

2° Une série de sacs avec inscriptions appropriées contenant des appareils de contention pour fractures; ces appareils sont en somme assez lourds, encombrants et compliqués; les médecins anglais leur préfèrent certaines attelles de métal ou de bois incurvées, garnies de feutre, ou simplement les attelles en rotin;

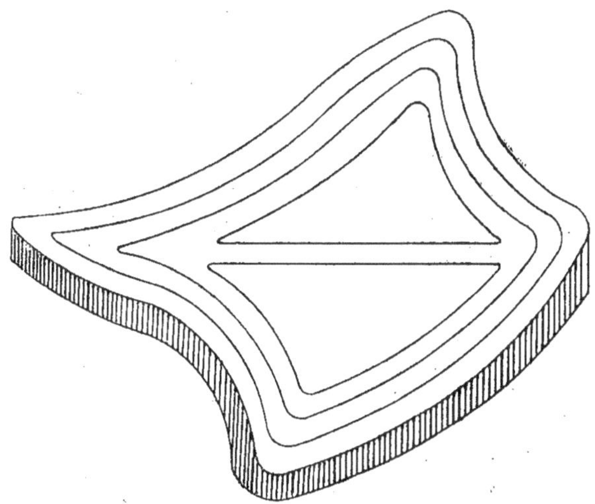

Fig. 2. — Les cinq plateaux emboîtés l'un dans l'autre,
vus par la face supérieure.

3° Des coussins axillaires en forme de croissant, préparés d'avance pour les fractures de clavicule;

4° Un appareil spécial pour fractures de jambe; appareil à hamac suspendu sur une poulie glissant sur une tringle horizontale que supporte une monture métallique. Cet appareil, d'un principe commun en France, a l'avantage ici de se replier à plat et de tenir fort peu de place.

Caisse n° 7. — Remarqué : 1° Un tissu dénommé *boric lint*, qui est fait d'un molleton très léger, absorbant, doux au toucher et fort souple, enveloppé en paquets;

2° Une écharpe d'un genre particulier (fig. 3); c'est une sorte de gouttière en cuir en forme de nacelle, dans laquelle peut se placer l'avant-bras, que l'on n'a plus qu'à soutenir avec un lien quelconque. Cet appareil emboîte bien l'avant-bras dans toute sa longeur.

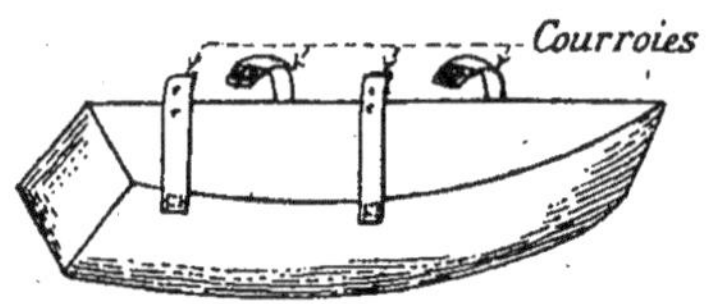

Fig. 3.

Caisse n° 8. — Remarqué : 1° Des antiseptiques en solutions mères ;

2° Un flacon pour donner le chloroforme à bouchon permettant un écoulement très restreint; ce flacon est en outre garni d'une gaine en maroquinerie protectrice et permettant de voir le niveau du liquide.

ARMÉE RUSSE.

(RENSEIGNEMENTS COMPLÉMENTAIRES, PAR M. LE Dr VISBECQ.)

Personnel. — Les médecins militaires, en Russie, après cinq années d'études dans une université et à l'Académie militaire, servent dans les régiments et ils ne sont définitivement nommés qu'après quatre années de service actif. Ils ont une hiérarchie toute particulière et sont possesseurs d'un grade civil et non pas d'un grade militaire. Au moment où ils sont définitivement nommés médecins militaires, leur grade les place sur le même rang que les capitaines, sans toutefois leur conférer l'assimilation; les inspecteurs ont un grade les mettant au rang des généraux; ces médecins sont, en somme, des fonctionnaires civils ayant un emploi dans l'armée.

Dans un régiment d'infanterie à quatre bataillons, il y a cinq médecins, dont un chef de service; dans un régiment de tirailleurs à deux bataillons, il y a trois médecins, dont un chef de service; dans un régiment de cavalerie, il y a deux médecins; de même, dans ce que les Russes appellent une brigade d'artillerie.

Il existe des médecins de brigade, de division, de corps d'armée et un inspecteur général.

Les infirmiers des formations sanitaires proviennent d'un corps spécial d'infirmiers; en campagne, ils portent sur les pattes d'épaules, outre les initiales de la formation à laquelle ils appartiennent, le numéro de cette formation.

Exécution du service. — Les régiments possèdent des infirmiers analogues aux nôtres; les hôpitaux du territoire sont commandés par un officier et non par le médecin le plus élevé en grade; le service administratif est fait par des officiers dans les grands hôpitaux; toutefois, le médecin le plus élevé en grade, ou le plus ancien, est le chef. Les formations de campagne ne sont plus, comme les hôpitaux du temps de paix, sous les ordres d'un officier; il y a aussi, dans les formations sanitaires, des officiers spéciaux chargés de l'administration, mais placés sous la direction du médecin-chef.

Matériel. — Il ne m'a été donné de voir que le matériel d'un hôpital temporaire (de deuxième ligne).

1° *Instruments.* — Remarqué : Une grande boîte analogue à celle dont sont dotés chez nous les médecins de la marine, mais qui contient en plus une boîte pour la laryngoscopie. Les instruments ont encore des manches en bois quadrillé; ils doivent être, paraît-il, incessamment changés;

Une boîte à résections et amputations, une autre pour la trépanation, munie d'élévateurs divers;

Un jeu de daviers complet;

Un thermocautère, un appareil électrique;

Les trousses d'infirmiers sont semblables aux nôtres;

Deux boîtes en métal nickelé contenant des sondes œsophagiennes et urétrales de belle qualité et en excellent état.

2° *Appareils à stériliser les instruments et les objets de pansement.* — Pour les instruments, il y a deux appareils. L'un se compose d'un petit coffre en fer de 0 m. 30 de longueur (fig. 4),

supporté par des pieds, et sous lequel peut se placer une lampe
à alcool; c'est une sorte de bouilloire munie à l'intérieur d'un
panier en toile métallique pour supporter et retirer les instruments.

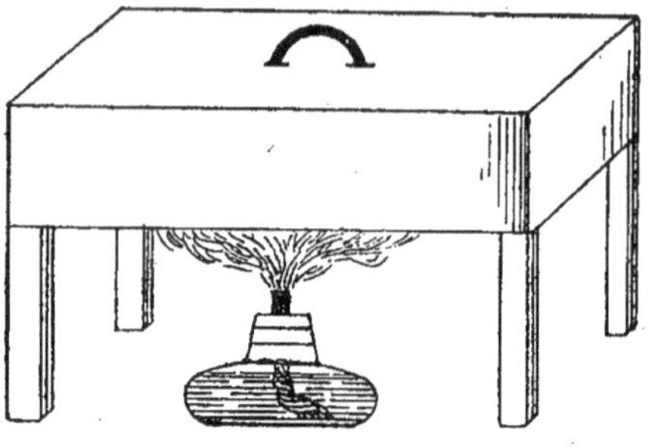

Fig. 4.

Un autre appareil est de taille plus considérable (fig. 5); il a
environ o m. 70 de long; il se compose d'un coffre inférieur, qui
sert de fourneau et est muni d'un tuyau d'aspiration, sur lequel
s'emboîte exactement la partie supérieure, qui est un récipient

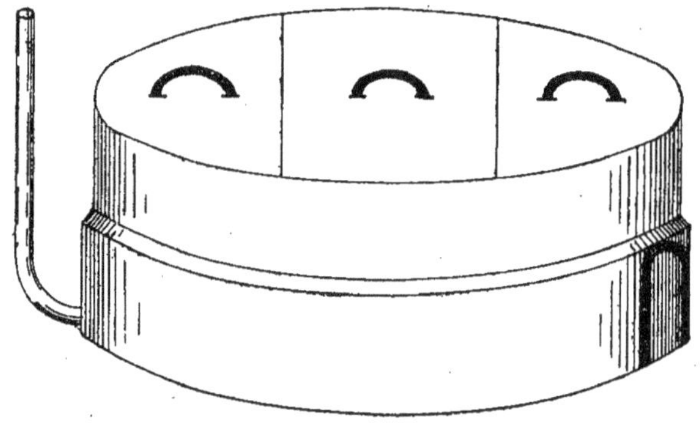

Fig. 5.

divisé en compartiments garnis eux-mêmes de paniers en toile
métallique pour recevoir les instruments; un fort couvercle
s'emboîte sur le dessus de l'appareil, à frottement assez serré.

Pour les objets de pansement existe un appareil composé
essentiellement de deux caisses métalliques (fig. 6); la plus

grande a environ o m. 80 de longueur, o m. 70 de largeur et
o m. 60 de hauteur; la plus petite mesure o m. 10 de moins dans
toutes les dimensions.

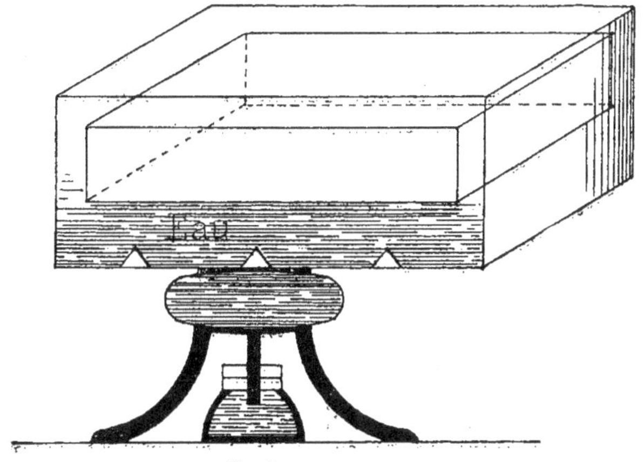

Fig. 6.

Cette dernière, remplie des objets à stériliser, est placée dans
la plus grande, du fond de laquelle elle est isolée par un support en métal de o m. o5 de hauteur; cet espace est rempli d'eau
et le tout est porté sur une forte lampe à pétrole; avec ce système on obtient une stérilisation par la vapeur d'eau sous une
pression qui doit être assez limitée.

Une société de secours aux blessés, qui avait organisé ici
l'hôpital auparavant, y a laissé un autoclave du modèle en usage
dans les laboratoires.

Quand on considère les divers appareils qui viennent d'être
décrits, leur fragilité, leur prix de revient probable, car ils
sont très soignés, et enfin, sans vouloir trop préjuger, quand
on songe à leur efficacité plus ou moins absolue, on a l'impression que l'autoclave, appareil très solide, facile à transporter, tenant peu de place et sur l'efficacité duquel on peut
absolument compter, doit être préféré à tout le reste, même
pour une formation mobile comme une ambulance.

Il y a enfin, dans le matériel de la salle de pansement, des
boîtes en métal fermant très exactement, d'un beau modèle,
pour recevoir les objets de pansement aseptiques.

7.

Il m'a été présenté une série d'attelles compliquées, sorte de demi-gouttières en bois, articulées; ces appareils, dont nous n'avons pas l'habitude de nous servir, m'ont paru surtout lourds et encombrants.

Le brancard est également lourd, peu élégant, sans litière, inférieur au nôtre; je dois citer de petites voitures fort légères, sorte de brancards roulants, permettant à un brancardier de traîner à lui seul un malade, sur un bon chemin; ces brancards roulants, recouverts d'une tente, ne sont pas démontables; ils me paraissent bons pour un service de garnison, mais à la fois encombrants et fragiles pour le service en campagne.

Pharmacie. — La visite faite à la pharmacie de l'hôpital m'a permis de voir une installation fort bien comprise et soignée; le matériel est beau; les flacons, de formes et de couleurs différentes, selon le genre de leur contenu (teintures, solutions, etc.), portent des étiquettes gravées sur le verre en grosses lettres; cet agencement doit rendre les manipulations faciles et sûres.

Lavabos. — Dans les locaux de l'hôpital, j'ai remarqué des lavabos qui, paraît-il, sont couramment en usage en Russie; ils se composent d'un réservoir métallique accroché au mur et au-dessous duquel est placé un bassin destiné à recevoir l'eau

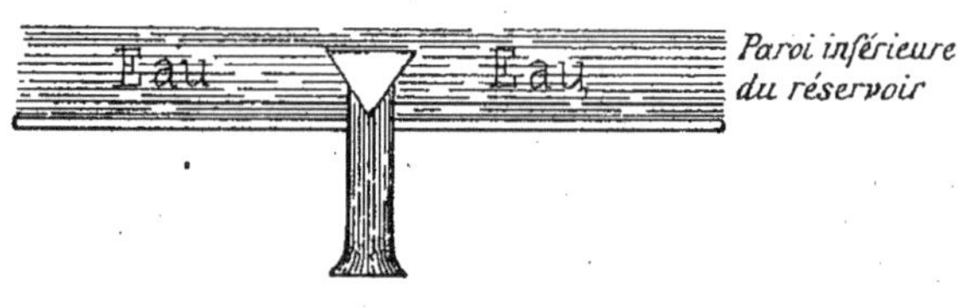

Fig. 7.

de lavage; l'originalité de cet appareil réside dans l'agencement du robinet qui évite toute chute d'eau à terre, toute perte inutile; dans la paroi inférieure du réservoir existe un orifice qui reçoit une tige métallique terminée à sa partie supérieure par un cône; le poids de la tige fait entrer le cône dans l'orifice et empêche l'écoulement de l'eau; si on veut de l'eau, il suffit de soulever légèrement la tige, et l'eau s'écoule alentour; dès que l'on abandonne la tige à elle-même, elle reprend sa place normale et l'eau cesse immédiatement de couler.

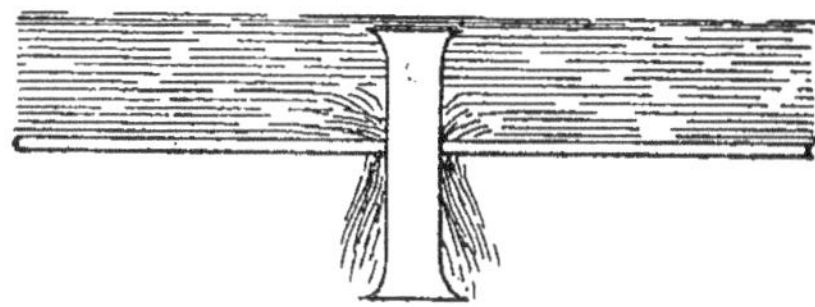

Fig. 8.

Conclusions. — De l'examen de ces divers matériels j'ai retiré l'impression suivante : Dans le matériel anglais, on semble s'être préoccupé surtout de diminuer la tâche du praticien, de lui faire gagner du temps en lui fournissant des substances ou des objets dont il peut user de suite, sans leur faire subir de manipulations; pour les médicaments, la forme pilulaire ou en tabloïdes est fréquente; la question de savoir si ces formes sont heureuses au point de vue thérapeutique est d'ordre général et n'a pas à être discutée ici; mais à coup sûr, ces dispositions sont pratiques en campagne; les tabloïdes pour injections hypodermiques, dans les conditions où nous nous trouvons, sont surtout fort appréciables : elles évitent des pesées délicates, la détérioration des solutions, etc.

Quant aux appareils à fractures, le fait d'en avoir préparé à l'avance un certain nombre pour chaque membre les a rendus volumineux, encombrants et surtout trop peu nombreux. Les prévisions en objets de pansement m'ont paru également un peu maigres. A côté de ces observations, il faut dire que la disposition dans les caisses est bonne et permet facilement d'atteindre les objets désirés, surtout en ce qui concerne la pharmacie; dans cet ordre d'idées, on doit reconnaître que le sac d'assistant est d'un usage vraiment aisé.

Le matériel russe est, en général, très soigné, fait avec goût, les substances employées sont de très belle qualité et abondantes. On sent partout un grand souci des pratiques antiseptiques. N'ayant visité qu'un hôpital temporaire et ne l'ayant pu faire, malgré l'obligeance des médecins russes, avec toute la méthode voulue, je ne puis donner d'appréciation plus précise, mais il semble que le Service de santé russe est largement approvisionné, non encombré de vieux appareils ou de vieux matériel; il semble, si je puis m'exprimer ainsi, être à la mode du jour.

Par comparaison avec notre matériel, on peut dire que l'essentiel est mieux prévu chez nous, que nous disposons de substances et d'ustensiles plus simples, laissant au médecin plus de sagacité à déployer, mais lui permettant de se plier plus exactement aux exigences des lésions ou affections qui se présentent.

Si, après cet examen, nous pouvons désirer quelques particularités qui semblent heureuses, je dois dire qu'elles sont rachetées par la présence, dans nos approvisionnements, de choses très appréciées dont je n'ai pas vu l'analogue dans les matériels anglais et russe.

QUATRIÈME PARTIE.

STATISTIQUES ET CONSIDÉRATIONS MÉDICALES.

Climatologie. — Afin d'établir quelques renseignements sur la climatologie du Pet-chi-li, des observations météorologiques ont été prises à Pékin et à Tien-Tsin. Le médecin de la marine de Chin-Van-Tao nous a également communiqué les observations prises par la Marine dans cette dernière place.

Comme il serait trop long de publier tous ces renseignements, sensiblement les mêmes pour Pékin et Tien-Tsin, nous nous sommes bornés à prendre les moyennes des observations de Tien-Tsin; nous les publions dans le tableau de la page suivante.

Les températures maxima, minima, moyenne de chaque mois sont additionnées et divisées par le nombre de jours.

Température. — Les premiers froids commencent vers le 10 novembre. A partir du 1er décembre, le thermomètre ne monte plus le matin au-dessus de zéro, et cela jusqu'au 18 mars. C'est la période d'hiver rigoureux, pendant laquelle les fleuves restent glacés. Vers le 15 mars on voit la glace se fendiller et la débâcle commence. Puis la température monte rapidement et devient tropicale à partir du mois de mai. Le mois de juillet est très chaud; le thermomètre monte fréquemment à 38 degrés.

OBSERVATIONS MÉTÉOROLOGIQUES
DES MOIS DE NOVEMBRE 1900 À JUIN 1901, PRISES À 9 HEURES DU MATIN.

MOIS.	TEMPÉRATURE À L'OMBRE.			HYGROMÉTRIE.				PLUIE.		NEIGE.	VENT.
	Maximum.	Minimum.	Moyenne.	Thermomètre sec.	Thermomètre mouillé.	Tension de la vapeur.	Humidité relative.	Nombre de jours.	Eau tombée exprimée en millimètres.	Nombre de jours.	Nombre de jours.
Novembre 1900..	+ 7.9	− 4.18	+ 1.8	+ 1.71	− 1.56	2.62	50.4	"	"	"	3
Décembre........	+ 2.5	− 6.6	− 2.0	− 3.46	− 4.87	2.45	69.2	"	15.5	1	5
Janvier 1901	− 1.1	− 10.35	− 5.8	− 8.119	− 8.506	2.15	88.5	"	19.6	2	5
Février.........	+ 3.1	− 7.82	− 2.35	− 3.27	− 5.67	1.82	50.0	"	"	"	14
Mars...........	+ 14.43	− 0.79	+ 6.82	+ 6.15	+ 1.64	2.62	35.0	"	"	"	7
Avril..........	+ 22.51	+ 8.2	+ 15.3	+ 14.8	+ 9.4	5.68	45.8	3	15.2	1	7
Mai...........	+ 27.4	+ 13.9	+ 20.6	+ 20.4	+ 14.3	8.36	46.8	6	47.9	"	3
Juin...........	+ 32.0	+ 19.27	+ 25.63	+ 25.35	+ 19.73	13.79	56.7	6	60.2	"	1

Les températures les plus froides de l'hiver ont été observées les 11, 12 décembre, —15 degrés; les 10, 11 janvier, —15 degrés; du 18 janvier au 1er février, la température de la nuit n'est jamais descendue au-dessous de —11 degrés, le minimum ayant été —16 degrés.

Dans le Nord du Pet-chi-li, à Shan-Haï-Kouan, à Chin-Van-Tao, où se trouvait un bataillon de zouaves, la température est descendue à —24 degrés, le 22 janvier.

Pluie. — De la fin de septembre au 24 avril, il n'a pas plu et encore ce jour il n'est tombé qu'une pluie légère. En mai, il a plu six fois, les 4, 7 et 15, dans la nuit, les 8, 9 et 31, le jour et la nuit. Juin compte cinq jours de pluie, qui commence à devenir torrentielle.

En juillet nous avons eu, du 4 au 12, huit jours de pluie presque continuelle, avec un orage de grêle très violent.

Neige. — La neige est tombée le 20 octobre dans une tempête violente. Il a neigé abondamment le 6 décembre (5 centimètres d'épaisseur), les 3 et 4 janvier (11 centimètres d'épaisseur), le 2 avril (5 centimètres).

Très rare, comme on le voit, la neige est cependant restée sur le sol et n'a fondu à l'abri du soleil que dans les premiers jours de mars.

Coups de vent et tempêtes. — Ils viennent généralement du Nord, et quand ils soufflent ce sont de véritables trombes de poussière voilant le soleil de jour, la lune la nuit, pénétrant dans toutes les habitations. Pendant la saison froide, ils sont extrêmement pénibles et rendent tous mouvements extérieurs presque impossibles.

Rares dans la belle saison, 2 en octobre, 3 en novembre, ils deviennent plus fréquents en hiver, 5 en décembre, 5 en janvier et atteignent leur paroxysme en février, 14, pour diminuer de fréquence : 7 en mars, 7 en avril, 3 en mai, 1 en juin.

État du ciel. — En dehors de ces coups de vent, le ciel, en automne et surtout en hiver, est d'une pureté extraordinaire. Puis à partir de mai, il est souvent couvert.

Pour faire la climatologie d'une contrée il faut faire des observations pendant dix ans pour l'étude de la température, des vents régnants, et pendant cinq ans pour la pluie, la neige, etc.

Cependant, s'il est permis de tirer des conclusions d'observations prises pendant neuf mois, on peut dire que le climat du Pet-chi-li est un climat extrême avec froid rigoureux et continu l'hiver, chaleurs tropicales l'été, et saisons de transitions (automne et printemps) très courtes.

L'automne, cependant, se prolonge sans vent, sans pluie, avec un ciel d'une pureté extraordinaire (ciel de Naples, de Mᵍʳ Favier); c'est le meilleur moment de l'année.

Au point de vue sanitaire, ce climat présente donc deux inconvénients :

1° Variations de température brusques et continuelles. L'air est doux, tempéré quand la brise vient du large ou du Sud; il est glacial lorsqu'elle a passé sur des cimes neigeuses; sec, brûlant, chargé de poussières, lorsqu'elle a passé sur les plaines de sable du désert de Gobi. D'une grande fréquence au printemps, ces variations de température rendent le climat quelque peu agressif pour les constitutions débiles, surtout pour les personnes dont la poitrine réclame des ménagements. Nous avons vu le nombre relativement assez grand des manifestations tuberculeuses des mois de février et mars. C'est l'époque de beaucoup la plus chargée. La courbe représentant les atteintes s'élève à son fastigium en février, après quoi elle s'abaisse et conserve son niveau bas jusqu'en décembre suivant.

2° La caractéristique du climat en tout temps, excepté pendant les mois de juillet et d'août, c'est la sécheresse extrême de l'air. Les gens à système nerveux très impressionnable, les névropathes en souffrent beaucoup. Cet air sec et à tension électrique considérable leur donne une sorte de surexcitation fébrile continue et les empêche de dormir. Les missionnaires avouent, du reste, que les maladies nerveuses sont très fréquentes parmi eux.

Renseignements sur l'état sanitaire. — Parmi les causes qui ont contribué à assurer le bon état sanitaire du corps expéditionnaire, n'oublions pas de signaler la sage mesure prise par l'autorité au sujet du choix des troupes.

Des ordres formels ont été donnés au début de l'expédition de n'enrôler pour la campagne que des soldats vigoureux et d'âge mûr. On connaît l'influence de l'âge sur la morbidité et la mortalité militaires en temps de paix. Cette influence est encore plus marquée en campagne.

Dès l'arrivée du corps expéditionnaire, le Général en chef

avait nommé un Conseil de santé (nous avons su dans la suite qu'une mesure analogue avait été prise par les Allemands sous le nom de Conseil d'hygiène).

Composé des trois officiers les plus anciens du corps de santé du service hospitalier de Tien-Tsin, présidé par le Directeur du Service de santé, il a pour mission :

1° D'étudier toutes les questions qui intéressent la salubrité des troupes, et de proposer les mesures d'hygiène qu'il juge nécessaires. Il est, à proprement parler, une commission technique permanente, placée près du Général en chef comme conseil au point de vue de la santé publique;

2° Il constate, au point de vue du rapatriement, l'état sanitaire des officiers et hommes de troupe soumis à la visite par les médecins chefs des hôpitaux et par les services compétents. Il s'efforce ainsi de sauvegarder et l'intérêt particulier de chacun et celui du corps expéditionnaire.

Tous les hommes qui ont été rapatriés depuis notre arrivée en Chine ont passé devant le Conseil de santé.

Répondant au désir exprimé par le Général en chef, il a renvoyé en France tous les hommes venant d'Indo-Chine, fatigués par les premières opérations, et tous ceux qu'il a jugés inaptes à supporter les rigueurs d'un hiver très pénible en Chine.

Les troupes en Chine sont divisées en trois secteurs. De même le Service de santé est centralisé dans ces trois divisions par une autorité médicale : à Pékin, le médecin chef de la 1re brigade; à Pao-Ting-Fou, le médecin chef de la 2e brigade; à Tien-Tsin, la direction. Tous les postes militaires sont actuellement pourvus d'une infirmerie régimentaire, avec infirmerie-ambulance au centre de leur région et avec hôpital au centre du commandement territorial.

Pour simplifier les statistiques, les affections traitées ayant été les mêmes dans les trois centres, nous avons centralisé autant que possible tous les éléments relatifs à l'état sanitaire.

En ce qui concerne la période antérieure à notre arrivée, les recherches ont été longues, incomplètes parfois, n'ayant pas trouvé en Chine la moindre trace d'archives.

Les laborieuses recherches de M. le médecin-chef Tri-faud nous ont permis de reconstituer l'histoire médico-chirur-gicale du siège de Pékin pour la légation de France et la mission catholique. Les tableaux I et II en résument toutes les données importantes et n'ont pas besoin de commentaires.

Le tableau III fournit les décès, par corps et par lésions, des événements de Tien-Tsin.

Le tableau IV fournit les hospitalisations et décès survenus pendant la traversée de France en Chine, des différents corps de troupes.

Nous y voyons 240 hospitalisations et 20 décès; parmi ces derniers :

Fièvre typhoïde.............................. 5 décès.
Submersion................................... 2
Coups de chaleur............................. 8

Les troupes de la Marine n'ont aucun cas de mort par coup de chaleur. Il est difficile d'en dire la cause. Une endurance déjà acquise, une installation meilleure, une discipline rigoureuse, sont fonctions probables d'un tel résultat.

Le premier établissement hospitalier que nous ayons visité, appartenant au corps expéditionnaire, est l'ambulance de Nagasaki. Installée par les soins du Gouverneur général d'Indo-Chine, qui en avait envoyé d'urgence tout le matériel de Saïgon, elle a rendu, au début, de grands services en permettant d'évacuer de Tien-Tsin les malades qui encombraient les hôpitaux.

181 malades y ont été soignés :

9e régiment d'infanterie de marine.............. 29
11e régiment d'infanterie de marine............. 104
17e régiment d'infanterie de marine............. 5
18e régiment d'infanterie de marine............. 6
Bataillon de marche............................ 9
Artillerie de marine........................... 23
Artillerie de terre............................ 1
Zouaves.. 4
                                 TOTAL..... 181

Décédés. 6
Rapatriés. 157
Ayant rejoint les corps expéditionnaires. 18

                                              TOTAL. 181

Un certain nombre de malades et blessés ont été également évacués du Pet-chi-li sur Hiroshima et Yokohama; nous n'avons pas de données suffisantes pour en établir la liste exacte.

Le tableau V donne les entrées dans les différents hôpitaux du corps expéditionnaire par mois et par maladies.

Le tableau VI, les décès survenus dans les hôpitaux; les causes les plus fréquentes ont été :

Fièvre typhoïde. 100
Diarrhée et dysenterie. 50
Accidents (dont 9 submersions). 19

Pékin est le centre où la fièvre typhoïde et la dysenterie ont fait le plus de victimes. Nous exposerons plus loin les causes.

La voie suivie par tous les détachements, par tous les convois de matériel a été la voie fluviale. Les eaux du Peï-Ho et de ses affluents sont sales; le cours en est rapide, torrentueux en quelques endroits. Ces deux conditions réunies expliquent facilement les nombreux cas de submersion.

La lecture du tableau V permet de constater que les maladies dominantes en Chine ont été, d'une part, l'embarras gastrique fébrile et la fièvre typhoïde, d'autre part la diarrhée et la dysenterie. Seules ces affections se sont manifestées en série, affectant parfois une allure épidémique. Comme elles semblent relever d'une étiologie commune, nous résumerons tout d'abord les causes générales d'infection, assignant ensuite à chacune d'elles ses origines spéciales.

Tout d'abord, il y a lieu de constater que les chiffres de la morbidité et de la mortalité ont suivi une marche progressivement descendante. C'est ainsi que les conditions d'existence s'amélioraient chaque jour, que les fatigues des marches et des nombreux services de garde étaient moins grandes.

Effectivement, au début de l'expédition, la nourriture n'était pas irréprochable; la ration avait été réduite et les ressources locales se trouvaient très limitées. Si la viande était de bonne qualité, il n'en était pas toujours de même des autres denrées alimentaires, tout particulièrement du pain, noir, mal cuit, mal levé, fabriqué avec des farines du pays très inférieures. De nombreux cas d'embarras gastrique simple et de diarrhée lui sont imputables.

L'eau de boisson doit compter parmi les grands facteurs pathogéniques. Il était sans doute recommandé aux hommes de ne boire que de l'eau permanganatée ou alunée et bouillie; mais combien peu suivaient ce sage conseil durant leur route vers Pékin et même pendant la première période de son occupation. Or, indépendamment de sa fâcheuse composition chimique résultant de son excès en carbonate de chaux, chlorures et sels de magnésie, cette eau renferme, en permanence, une forte proportion de matières organiques; elle doit donc être considérée comme atrocement polluée. De plus, au début, le Peï-Ho charriait, à jet continu, des cadavres en décomposition; la plupart des puits en renfermaient.

A Pékin, les rues, les maisons en ruines étaient jonchées d'immondices, de matières fécales, de cadavres d'hommes et d'animaux; dans les puits avaient été précipités des chrétiens d'abord, des boxeurs ensuite; enfin les pluies survenues en septembre avaient assuré la pollution de toute la nappe souterraine.

Parmi les causes de maladies d'origine alimentaire, nous citerons volontiers l'alcoolisme en tant que cause de moindre résistance du milieu organique et tout au moins comme cause aggravante. Malgré les répressions les plus sévères, l'immense majorité de nos hommes consommaient de l'eau-de-vie chinoise, alcool des plus nocifs. Ils s'enivraient fréquemment et devenaient rapidement alcooliques. Une eau quelconque leur paraissait alors bonne pour étancher leur soif. Nous ne sommes pas éloignés de croire que c'est sous l'influence de l'ingestion journalière du *choum-choum*, on en trouvait partout, que se manifestaient ces atteintes morbides avec délire impulsif do-

minant la scène, étiquetées méningites ou typhus et qui
n'étaient peut-être que des fièvres typhoïdes ainsi que nous en
avons observé quelques cas dès notre arrivée à Pékin. Et de
fait, depuis que la vente de l'alcool à nos soldats par les indigènes a été rigoureusement interdite, les infections à forme
surtout délirante ne sont plus la règle.

Les vêtements chinois, plus ou moins neufs, plus ou moins
propres, d'origine inconnue, dont s'affublaient la plupart de
nos hommes, les couvertures, peaux et objets de literie dont
ils faisaient usage, ont pu également jouer un rôle dans la contamination. Il en est de même des cantonnements où s'abritait
la troupe, tant pendant la marche sur Pékin que pendant les
diverses reconnaissances effectuées dans la région et même
durant la première période d'occupation. Les hommes étaient
cantonnés dans des maisons sales et suspectes à tous égards,
où logeaient naguère peut-être des indigènes typhoïsants ou
dysentériques, tout au moins atteints de gale, en raison du
grand nombre de cas observés chez les militaires.

Si l'on tient compte de ce que le climat du Pet-chi-li est très
sec durant l'automne et l'hiver; que son sol est, par suite, très
poussiéreux; que ces poussières urbaines sont ici surchargées
de détritus organiques, on en peut conclure que leur ingestion et leur inhalation quotidiennes sont également un mode
de pénétration de germes morbides dans notre organisme.
Ajoutons enfin, comme cause de la diminution de la morbidité, l'élimination, par le rapatriement, d'un certain nombre
d'hommes à réceptivité plus grande.

Embarras gastrique simple. — Le nombre des indisponibilités
pour embarras gastrique simple a été considérable. Sous cette
rubrique un peu vague, les médecins des corps de troupe ont
compris les hommes affaiblis, courbaturés avec perte d'appétit.
La fatigue, une nourriture souvent défectueuse, une eau contenant une trop forte proportion de sels contribuaient puissam-
ment à déterminer ces sortes de faux pas de l'organisme
qu'un peu de repos et une alimentation de choix suffisaient à
dissiper.

Aussi voyons-nous ces atteintes diminuer au fur et à mesure que s'améliorent les conditions d'existence de nos hommes.

Embarras gastrique fébrile et fièvre typhoïde. — Quelle que soit l'opinion professée sur la nature réelle de l'embarras gastrique fébrile, on ne peut s'empêcher de le rapprocher de la fièvre typhoïde dont il traduit parfois, tout au moins, les formes atténuées. Ce groupe morbide a fourni un total de 633 hospitalisations avec 100 décès, soit presque le tiers de tous ceux survenus dans le corps expéditionnaire. Ici encore, nous voyons les atteintes diminuer au fur et à mesure que s'améliorent les conditions d'existence, au fur et à mesure que l'hygiène préventive reprend ses droits quelque peu négligés par suite de la difficulté de leur stricte observation dès le début de l'occupation du pays. A ne tenir compte que des cas considérés comme fièvre typhoïde incontestable, la mortalité de ce fait s'est élevée à une proportionnalité considérable surtout en septembre et octobre. C'est que durant les premiers mois de l'occupation, elle était de nature grave, très souvent à forme ataxique avec hallucination et délire violent qui la faisaient comparer à un début de méningite cérébro-spinale. Si les centres nerveux étaient de prime abord impressionnés par les toxines du bacille typhogène, l'ingestion de choum-choum favorisait également cette modalité clinique.

Sans pouvoir considérer les troupes de Chine comme absolument indemnes de tout germe typhoïdique lors de leur débarquement en Chine, puisque le 17ᵉ régiment d'infanterie de marine, la batterie de montagne avaient enregistré chacun un décès et l'artillerie de guerre trois par fièvre typhoïde durant la traversée, il n'en paraîtrait pas moins inexact d'en conclure qu'elles ont importé la maladie en Chine. Personne n'ignore qu'il s'agit là d'une maladie en quelque sorte fatale dans toute agglomération de quelque densité, que l'homme crée peut-être de toutes pièces. Mais si l'on tient compte des nombreuses causes d'infection typhoïdique qui régnaient ici, il paraît très plausible d'admettre que nos hommes ont contracté la maladie sur le sol et au contact chinois. Sans énumérer de nouveau toutes

les causes d'infection, nous signalerons tout particulièrement
l'endémie typhoïdique qui régnait dans la région à notre arrivée, les fatigues imposées aux troupes et principalement
l'usage d'une eau d'alimentation certainement contaminée et
que les hommes consommaient sans stérilisation préalable, en
cachette et malgré les défenses faites, soit dans les cantonnements, soit surtout dans les marches. Nous signalerons aussi,
comme mode pathogénique possible, l'inhalation et l'ingestion
de poussières urbaines essentiellement composées de détritus
organiques de toutes sortes, tout particulièrement de matières
fécales d'indigènes typhoïsants.

Bien que le typhus figure dans la statistique hospitalière
avec 12 cas dont 10 décès, nous le passerons presque sous si-
lence, tous ces cas étant antérieurs à notre arrivée à Pékin.
D'autant mieux qu'il nous serait impossible de formuler une
appréciation quelconque sur ces faits médicaux pour les raisons
suivantes : « Il existe à Pékin une confusion de terminologie
regrettable suivant la nationalité, ainsi que nous nous en
sommes assurés à plusieurs reprises, une même maladie étant
dénommée fièvre typhoïde ou typhus ; d'où peut-être la fâcheuse
réputation de Pékin d'être un foyer de typhus exanthématique.
Le diagnostic de la maladie était essentiellement basé sur les
trois symptômes suivants : délire violent, pétéchies, mort rapide. Nous nous sommes déjà expliqué sur les manifestations
délirantes chez un grand nombre d'hospitalisés ; la mort n'a
pas toujours été rapide et d'ailleurs la durée de l'évolution
n'était pas calculée depuis le début du mal, mais seulement
du jour de l'entrée à l'hôpital ; les éruptions qu'il nous a été
donné d'observer n'étaient pas toujours pétéchiales ; il s'agissait
de taches rosées papuleuses et s'effaçant momentanément à la
pression.

« Quelques cas nous ayant été présentés comme du typhus
exanthématique type, un examen clinique attentif nous avait
permis de les considérer comme des atteintes typhoïdiques, et de
fait l'autopsie de deux de ces malades est venue confirmer pleinement notre diagnostic. Nous devons ajouter qu'un ou deux
examens nécropsiques pratiqués antérieurement n'auraient pas

révélé de lésions intestinales caractéristiques de fièvre typhoïde. Par contre, aucun cas de typhus n'a été observé à Pékin sur les armées étrangères depuis l'occupation. Dans ces conditions et sans prétendre vouloir nier l'existence du typhus exanthématique à Pékin, nous pouvons presque affirmer que tous les cas observés avant notre arrivée peuvent être étiquetés fièvre typhoïde. » (Rapport de M. le médecin principal Trifaud.)

Affections intestinales. Diarrhée et dysenterie. — La diarrhée et la dysenterie ont grevé lourdement notre bilan morbide ; ainsi que l'atteste trop nettement le tableau V, 5o décès leur incombent.

Dans l'étiologie de ces affections intestinales une distinction doit être tout d'abord établie entre les troupes venant d'Indo-Chine et celles arrivant directement de France. Les premières ont trouvé en Chine des causes aggravantes de maladies en cours d'évolution ou à peine éteintes chez un grand nombre ; les secondes, indemnes jusque-là de toute atteinte, y ont contracté la maladie de toutes pièces. Quelques cas de diarrhée s'étaient produits sans doute en cours de traversée sur les troupes venues de France, mais il s'agissait là de diarrhée bénigne, de nature banale, de très courte durée, déterminée par l'eau de boisson, paraîtrait-il, tandis que la dysenterie régnait déjà sur les troupes de l'Indo-Chine, lors de leur embarquement. C'est pourquoi les atteintes de diarrhée et de dysenterie ont été fréquentes dès les premiers temps de l'occupation, d'autant plus que leurs causes étaient alors aussi nombreuses qu'importantes dans la région du Pet-chi-li. Nous nous contenterons de signaler parmi celles-ci : l'influence saisonnière, les fatigues, l'abus des fruits non parvenus à leur maturité, une nourriture parfois défectueuse, une eau de boisson chimiquement mauvaise et trop souvent polluée. Comme conséquence, les affections intestinales ont progressivement diminué au fur et à mesure que s'atténuait l'influence nocive de ces divers facteurs.

Paludisme. — Si le paludisme sous ses diverses formes n'a nécessité que quelques entrées aux hôpitaux, il compte, par

contre, de nombreux malades à la chambre ou dans les infirmeries, maladie bénigne, mais fréquente sur les troupes de
Chine. L'influence d'un séjour antérieur en Indo-Chine pour
une partie de ces troupes est également ici indéniable; aussi
est-ce surtout dans ce groupe que les manifestations de l'in-
toxication palustre ont été observées. Mais le contingent venu
directement de France n'en a pas été complètement exempt;
un assez grand nombre d'hommes sans antécédents paludéens
et n'ayant jamais séjourné dans les colonies ont présenté des
accès à allure franche et de nature non douteuse. C'est que le
Pet-chi-li est palustre dans plusieurs de ses régions que nos
hommes ont dû parcourir; fort heureusement ici le paludisme
est bénin, ses formes pernicieuses restent exceptionnelles.

Pour compléter ce chapitre de statistique, nous signalerons
enfin, parmi les maladies dominantes, l'ictère catarrhal et la
gale, fréquente parmi les indigènes. Il y a lieu toutefois de
noter au sujet de cette dernière qu'on a peut-être abusé quelque
peu de son étiquette pour désigner des éruptions cutanées quel-
conques d'aspect papulo-érythémateux, des dermites, des lym-
phangites réticulaires même, etc., presque toutes prurigineuses
et relevant exclusivement de la malpropreté corporelle des
hommes et non d'origine parasitaire, ainsi que nous en avons
observé plusieurs cas.

Avec les premiers froids du mois de décembre, ont fait leur
apparition les localisations sur les voies respiratoires sous forme
de bronchites, de congestions pulmonaires et de pneumonies.

Grippe. — La grippe est une des maladies qui ont occa-
sionné le plus d'hospitalisations pendant le dernier semestre.
148 hommes sont entrés à l'hôpital sous ce diagnostic, 3 décès
ont été signalés.

Comme on le voit, la grippe n'a pas été épidémique en Chine.
Notée en novembre dernier, après quelques manifestations sans
importance en décembre 1900, dénoncée un peu partout comme
d'habitude à pareille époque, la grippe a pris fin en juin dernier par 4 cas d'hospitalisation seulement.

C'est qu'en effet on est amené à incriminer comme principaux facteurs de son explosion et de sa dissémination rapide la durée anormale du froid *humide* et surtout des brouillards qui succèdent généralement en Europe aux premières gelées. Or, en Chine, l'état hygrométrique a toujours été extrêmement sec et c'est à cet état de sécheresse considérable de l'air que nous avons dû le peu de dissémination des cas qui se sont produits. Pour les agents microbiens dont le substratum est l'air, il faut, en effet, une grande humidité pour lutter contre leurs deux éternels ennemis, l'oxygène et le soleil.

Mais s'il est vrai que la grippe a revêtu une forme légère ou même moyenne dans la plupart des cas, elle n'en a pas moins dans un certain nombre de cas ouvert la porte à des complications pleuro-pulmonaires ou méningées d'origine tuberculeuse, quitte à céder la place aux microbes attitrés de ces redoutables lésions. L'agent microbien de la grippe avait dû néanmoins, selon toute probabilité, réveiller ou exalter la virulence latente de ces derniers.

Nous avons eu, en effet, 15 décès par tuberculose pulmonaire, survenus la plupart à la suite d'attaques de grippe, 28 décès suite de pneumonie et 2 suite de pleurésie.

La prostitution est florissante dans le Pet-chi-li. Les prostituées, en général, sont sales et réfractaires aux pratiques les plus vulgaires de l'hygiène préventive ; aussi les maladies vénériennes ne sont-elles pas rares chez nos hommes.

Le tænia du bœuf est extrêmement répandu en Chine : 191 hommes ont été traités dans les hôpitaux pour cette affection. Quelques médecins de régiments les ont traités avec succès dans leurs infirmeries avec de l'écorce de grenadier, arbre commun dans le Nord de la Chine.

OBSERVATIONS ET PROPOSITIONS.

Conclusions. — Les observations auxquelles donne lieu l'organisation du service médical d'un corps expéditionnaire ont été formulées à propos de chaque formation, nous n'y reviendrons donc pas à nouveau.

Quant à la composition d'un matériel sanitaire pour expéditions coloniales, elle ne peut évidemment pas être arrêtée sans une étude approfondie ; néanmoins, il ne paraît pas impossible d'en tracer les lignes générales.

Les formations sanitaires de la Guerre sont faites en vue de campagnes en Europe. Il faudrait donc en reviser les nomenclatures, puisqu'il est impossible, comme en France, de se réapprovisionner facilement et de se procurer sur place des objets de première nécessité que l'on trouve dans le moindre village dans une guerre européenne.

Il faudrait en outre, pour ces prévisions, tenir compte de la pathologie spéciale des régions où l'on doit opérer, de leur topographie, de leurs ressources locales, de leurs voies et moyens de communication, de leur climatologie, etc.

Ce qu'il faut avant tout prévoir, c'est un bon matériel destiné à assurer une bonne hygiène des troupes. Le rôle du médecin militaire n'est pas seulement de soigner les malades, il doit avant tout prévenir les maladies par tous les moyens possibles. Élevé à ces fonctions, le Service de santé cesse pour le commandement d'être un des *impedimenta* de la guerre, retardant sa marche en avant et gênant tous ses mouvements. Il devient le premier aide du commandement puisqu'il maintient ses effectifs intacts et bien portants, c'est-à-dire capables de supporter les divers efforts que l'on doit demander aux troupes.

On ne saurait donc trop le répéter : il n'y a de puissance au point de vue médical que l'hygiène. «Sans elle, la médecine n'est qu'une lugubre agitation ; sans elle l'administration s'ingénie vainement, et les ressources qu'elle accumule n'empêchent pas le développement des épidémies meurtrières. »

Cette campagne aura une fois de plus démontré les avantages de l'eau stérilisée, employée uniquement comme boisson par les troupes. Nous avons vu la dysenterie diminuer dès l'arrivée des appareils distillatoires et autres dans les différents centres.

Malheureusement le filtre de campagne parfait n'existe pas.

C'est de ce côté-là que doivent être dirigées toutes nos recherches. Le filtre Lapeyrère, dont dispose le corps expéditionnaire, est jusqu'à présent celui qui a donné les meilleurs
résultats. Le filtre de campagne que possèdent les Allemands
(système Berkefeld) a joui, pendant quelque temps, d'une
certaine vogue; mais comme nos filtres de campagne Chamberland, il est encombrant, fragile, à peine pratique pour les
installations du service de l'arrière. Le professeur allemand
Kirchner, qui en a fait une étude approfondie, ne semble pas
compter absolument sur la sécurité qu'il donne.

Reste donc à chercher le moyen le plus pratique d'obtenir
sûrement et rapidement de l'eau bouillie.

Au point de vue du matériel proprement dit il faut distin-
guer :

1° Le service pendant les périodes de marches et de combat;
2° Le service dans les formations de l'arrière.

Les unités régimentaires sont bien outillées avec leurs
paniers médicaux, à condition de pouvoir être facilement ré-
approvisionnés par une pharmacie centrale située à la base
des opérations.

Tous les médecins qui ont eu à leur disposition des infirmeries-ambulances s'accordent pour trouver dans cette formation
sanitaire nouvelle toutes les qualités requises d'une formation
de l'avant. A la fois très mobiles et très bien approvisionnées,
elles assurent aux petites colonnes des soins immédiats et
complets.

L'ambulance de brigade, modifiée comme nous l'avons
demandé plus haut, pouvant se diviser en plusieurs sections
autonomes, peut rendre de grands services à une forte colonne.
Munie de couchettes Strauss-Beaumetz, elle peut aisément se
transformer, totalement ou en partie, en hôpital de campagne,
comme cela s'est passé en Chine, à Pao-Ting-Fou.

Les hôpitaux de campagne, comme ils sont compris dans le
service de la Guerre, ne sauraient être employés dans une
expédition coloniale. Destinés à assister ou relever les ambu-

lances, ils doivent être mobiles pour l'action en avant. Étant donné les moyens de transport restreints dont on dispose aux colonies, ils ne peuvent donc, à aucun titre, faire partie des formations de l'avant.

Quant au matériel des formations de l'arrière en stationnement, expérience faite, sa composition reste irréprochable, puisque nos malades reçoivent actuellement en Chine des soins aussi complets que dans les établissements hospitaliers de la métropole.

TABLEAU I.

STATISTIQUE MÉDICALE.

Siège de la légation de France.
(Du 20 juin au 15 août 1900.)

Effectif, 90 combattants :

Français, dont 4 officiers (1 lieutenant de vaisseau,
1 aspirant, 1 capitaine d'infanterie de marine, 1 médecin-major).. 49
Autrichiens, dont 5 officiers....................... 25
Volontaires.. 16

BLESSÉS ET TUÉS.

COMBATTANTS.	BLESSÉS.		TUÉS.		OBSERVATIONS.
	OFFI-CIERS.	MA-TELOTS.	OFFI-CIERS.	MA-TELOTS.	
Français........	1	21	2	10 [1]	[1] Dont 1 par accident.
Autrichiens......	3	4	1	3	
Volontaires......	6		2		Tous les blessés ont guéri.
Totaux....	35		18		

CAUSES DES BLESSURES.

Balles (dont 14 morts)............................ 24
Éclats de pierres et de briques................... 18
Obus (dont 2 morts).............................. 4
Mines (dont 2 morts)............................. 7
Total....................... 53

BLESSURES PAR RÉGIONS.

RÉGIONS.	FRANÇAIS.		AUTRICHIENS.		VOLONTAIRES.		OBSERVATIONS.
	BLESSÉS.	TUÉS.	BLESSÉS.	TUÉS.	BLESSÉS.	TUÉS.	
Crâne........	5	7	1	3	1	2	[1] Blessures du larynx par accident.
Face.........	8	2	3	//	2	//	[2] Lésions pulmonaires.
Cou.........	//	1 [1]	1	//	//	//	[3] Perforation intestinale et vésicale.
Thorax......	2	1 [2]	//	1	1	//	
Abdomen.....	//	1 [3]	//	//	//	//	
Membres supérieurs......	5	//	2	//	1	//	
Membres inférieurs......	2	//	//	//	1	//	
TOTAUX...	22	12	7	4	6	2	

LISTE NOMINATIVE DES MARINS FRANÇAIS TUÉS PENDANT LE SIÈGE.

NOMS ET PRÉNOMS.	GRADES.	DATE des DÉCÈS.	GENRE de BLESSURES.	SIÈGE de la BLESSURE.
Julard (Jean-Marie)..........	Canonnier auxiliaire.	20 juin.	Coup de feu.	Crâne.
Kemeneur (Jean)............	Fusilier auxiliaire.	24 juin.	Coup de feu.	Crâne.
Corselin (Jules)............	Fusilier breveté.	24 juin.	Coup de feu.	Crâne.
Le Gloannec (Jean).........	Second-maître canonnier.	27 juin.	Éclat d'obus.	Face.
Colas...................	Matelot sans spécialité.	28 juin.	Coup de feu.	Thorax.
Herber (Eugène)...........	Aspirant de 1ro classe.	29 juin.	Coup de feu.	Crâne.
Pesqueux (Jean)............	Quart.-maître canonnier.	13 juillet.	Coup de feu.	Abdomen.
Leun (Jules)...............	Fusilier auxiliaire.	13 juillet.	Coup de feu.	Cou.
Boujard	Gabier auxiliaire.	13 juillet.	Mine.	Face.
Gondieu (Michel)...........	Canonnier auxiliaire.	?	Coup de feu.	Crâne.
Philippe (Jean-Marie)........	Fusilier auxiliaire.	?	Coup de feu.	Crâne.
Labrosse.................	Capit. d'infanie de marine.	?	Coup de feu.	Crâne.

TABLEAU II.

STATISTIQUE MÉDICALE.

Siège de la mission catholique du nouveau Pétang.
(Du 20 juin au 16 août 1900.)

Effectif, 50 combattants :

Français (marins du *D'Entrecasteaux*, dont 1 officier)... 31
Italiens (marins de l'*Elba*, dont 1 officier.......... 12
Missionnaires et frères français................... 6
Autrichiens.................................... 1

BLESSÉS ET TUÉS.

COMBATTANTS.	BLESSÉS.		TUÉS.		OBSERVATIONS.
	OFFICIERS.	MATELOTS.	OFFICIERS.	MATELOTS.	
Marins français........	//	8	1	6	Tous les blessés ont guéri.
Marins italiens........	1	3	//	6	
Missionnaires........	2		3		
Autrichiens..........	1		//		
Totaux.......	15		16		

CAUSES DES BLESSURES.

Balles (dont 8 morts)........................... 13
Obus (dont 1 mort)............................. 4
Mine (dont 7 morts)............................ 9
Éclats de pierre................................ 4
Brûlure....................................... 1

Total............. 31

BLESSURES PAR RÉGIONS.

RÉGIONS.	MARINS FRANÇAIS		MARINS ITALIENS		MIS-SIONNAIRES FRÈRES.		AUTRICHIENS	
	Blessés.	Tués.	Blessés.	Tués.	Blessés.	Tués.	Blessés.	Tués.
Crâne.............	1	2	1	1	//	//	//	//
Face.............	3	//	1	//	//	//	//	//
Cou.............	//	1	//	//	//	//	//	//
Thorax..........	//	3	//	2	//	1	1	//
Abdomen..........	//	1	//	3	//	//	//	//
Membres supérieurs..	2	//	9	//	2	//	//	//
Membres inférieurs...	2	//	//	//	//	//	//	//
Totaux.......	8	7	4	6	2	1	1	//

STATISTIQUE DES MALADIES OBSERVÉES SUR LES MARINS FRANÇAIS.

MALADIES.	NOMBRE de CAS.	MODE de TERMINAISON.
Fièvre intermittente.............	1	Guérison.
Rhumatisme articulaire...........	1	Idem.
Diarrhée.......................	1	Idem.
Éruption cutanée...............	1	Idem.
Abcès du pied.................	1	Idem.
Total...........	5	

LISTE NOMINATIVE DES MARINS FRANÇAIS TUÉS PENDANT LE SIÈGE.

NOMS ET PRÉNOMS.	GRADES.	DATE du DÉCÈS.	GENRE de BLESSURES.	SIÈGE DE LA BLESSURE.
Joannic (Jean)........	Second-maître.	3o juin.	Coup de feu.	Thorax.
Frangy..............	Matelot.	1ʳᵉ quinzaine de juillet.	Idem.	Cou.
David (Joseph)........	Idem.	Idem.	Idem.	Thorax.
— (Noël)............	Idem.	Idem.	Éclat d'obus.	Abdomen.
Henry (Paul).........	Enseigne de vaisseau.	3o juillet.	Coup de feu.	Région cardiaque.
Franck (Albert).......	Matelot.	19 juillet.	Idem.	Crâne.
Rebours (Alexandre)...	Idem.	21 juillet.	Idem.	Idem.

TABLEAU III.

STATISTIQUE MÉDICALE.

Combats sur la concession française et autour de Tien-Tsin.
(Juin-juillet 1900.)

Effectif, combattants :

Français (3 bataillons, 3 batteries, 1 détachement de marins)............................. 2 366
Russes : 2 régiments, artillerie, détachement de cosaques et de marins, tirailleurs.
Japonais.

BLESSÉS ET TUÉS.

NATIONALITÉ.	BLESSÉS.		TUÉS.		MORTS à TIEN-TSIN des suites de leurs blessures.	
	OFFICIERS.	TROUPE.	OFFICIERS.	TROUPE.	OFFICIERS.	TROUPE.
Français.................	16	171	2	32	1	17
Totaux.......	187		34		18	
Russes (hôpital français) entrant blessés..... 328						
Japonais............................ 22						

CAUSES DES BLESSURES.

Balles.... { petit calibre......................
            { rondes...........................
            { boîtes à mitraille.................. } 136 blessés,
            { expansives.......................

Obus et éclats d'obus......................... 61
Armes tranchantes............................. 2
Divers (contusions, briques, etc.).............. 6

                 Français............... 205

TOTAL des blessés entrés à l'hôpital général (17 juin-
    14 juillet)............................... 555

LISTE NOMINATIVE DES MARINS ET SOLDATS FRANÇAIS TUÉS PENDANT LE SIÈGE DE TIEN-TSIN DU 17 JUIN AU 14 JUILLET OU MORTS À TIEN-TSIN DES SUITES DE LEURS BLESSURES (HORMIS LES MARINS DE LA COLONNE DE L'AMIRAL SEYMOUR).

NUMÉROS D'ORDRE.	NOMS ET PRÉNOMS.	GRADES.	CORPS.	DATE du DÉCÈS.	GENRE de BLESSURES.	SIÈGE des BLESSURES.
1	Cosquéric (François)...	Matelot 3° cl.	*Descartes.*	18 juin,	Balle.	Poitrine.
2	Guilbeau (Ernest).....	*Idem.*	*Pascal.*	19 juin.	Éclats d'obus.	Cuisse; aine.
3	Feuvrier (Yves-Jean)...	Matelot 1re cl.	*Idem.*	19 juin.	*Idem.*	Poitrine.
4	Guinvarch (Henri).....	Matelot 3° cl.	*Descartes.*	27 juin.	?	?
5	Hilaire (Gustave)......	Capitaine.	11° Régiment d'infie marine.	4 juillet.	Éclats d'obus.	Abdomen.
6	Renouf (Jacques)......	Matelot 3° cl.	*Pascal.*	*Idem.*	Obus.	Tête emportée.
7	Le Visage (Joseph)....	*Idem.*	*Idem.*	5 juillet.	Éclats d'obus.	Bouche, cou, vertex.
8	Sévin (Georges).......	Can. servant.	12° Batterie d'artie mare.	6 juillet.	*Idem.*	Abdomen, bras droit.
9	Lauze (Louis)........	Sold. 2° cl.	11° Régiment d'infie marine.	7 juillet.	Balle.	Poitrine.
10	Noizet (Albert)........	*Idem.*	*Idem.*	*Idem.*	*Idem.*	Bras droit, vertex, épaule gauche.
11	Gouttequillet (François).	*Idem.*	*Idem.*	9 juillet.	*Idem.*	Abdomen, cuisse droite.
12	Larderet (Joseph)......	*Idem.*	*Idem.*	11 juillet.	Éclats d'obus.	Épaule gauche, thorax.
13	Urba (François).......	*Idem.*	*Idem.*	*Idem.*	?	?
14	Angélini (Pierre)......	Sergent.	9° Régiment d'infie marine.	*Idem.*	?	?
15	Métas (Jean).........	Sold. 2° cl.	*Idem.*	*Idem.*	?	?
16	Drouillard (Prosper)....	*Idem.*	*Idem.*	*Idem.*	?	?

NUMÉROS D'ORDRE.	NOMS ET PRÉNOMS.	GRADES.	CORPS.	DATE de DÉCÈS.	GENRE de BLESSURES.	SIÈGE des BLESSURES.
17	Juvigny (Henri).......	Sold. 2° cl.	9° Régiment d'infⁱᵉ marine.	11 juillet.	?	?
18	Duval (Ambroise)......	Sold. 1ʳᵉ cl.	Idem.	Idem.	?	?
19	Chantal (Jean)........	Sold. 2° cl.	Idem.	Idem.	?	?
20	Cottier (Auguste)......	Sold. 1ʳᵉ cl.	Idem.	Idem.	?	?
21	Berthomé (Auguste)...	Sold. 2ᵉ cl.	Idem.	Idem.	?	?
22	Bamon (Barthélemy)...	Idem.	Idem.	Idem.	Balle.	Tête.
23	Patey (Alfred)........	Idem.	Idem.	12 juillet.	?	?
24	Furrand.............	Idem.	Idem.	Idem.	Balle.	Bras gauche, poitrine.
25	Juillard (Hubert)......	Idem.	11° Régiment d'Infⁱᵉ marine.	Idem.	Idem.	Poitrine.
26	Reynier (Claude)......	Sergent.	9° Régiment d'infⁱᵉ marine.	13 juillet.	?	?
27	Besnard (Émile)......	Sold. 2 cl.	9° Régiment d'infⁱᵉ marine.	Idem.	Éclats d'obus.	Bras, thorax, fracture crâne.
28	Reynaud (François)....	Idem.	11° Régiment d'infⁱᵉ marine.	Idem.	?	?
29	Salanu (Paul)........	Sold. 1ʳᵉ cl.	Idem.	Idem.	?	?
30	Mainier (Joseph)......	Idem.	Idem.	Idem.	?	?
31	Douet (Paul)........	Sold. 2ᵉ cl.	Idem.	Idem.	?	?
32	Bourez (Joseph).......	Sold. 1ʳᵉ cl.	Idem.	Idem.	?	?
33	Padovani (François)...	Sergent.	Idem.	Idem.	?	?
34	Hénin (Eugène).......	Sold. 1ʳᵉ cl.	Idem.	Idem.	?	?
35	Huber (Claude)	Idem.	Idem.	Idem.	?	?
36	Vassivières (Armand)...	Sold. 2° cl.	Idem.	Idem.	?	?
37	Bouquinet (Georges)...	Idem.	9° Régiment d'infⁱᵉ marine.	Idem.	?	?
38	Piquerez (Pierre)......	Lieutenant.	11° Régiment d'infⁱᵉ marine.	Idem.	Balle.	Poitrine.
39	Bourgeois (Étienne)....	Sold. 2ᵉ cl.	9° Régiment d'infⁱᵉ marine.	Idem.	?	?
40	Bourgoin (François)...	Idem.	Idem.	Idem.	?	?
41	Lefèvre (Adhémar)....	Idem.	Idem.	Idem.	?	?
42	Samouillan (Antoine)..	Caporal.	Idem.	Idem.	?	?
43	Michel (Amédée)......	Sold. 1ʳᵉ cl.	Idem.	Idem.	?	?
44	Le Floch............	Idem.	Idem.	Idem.	?	?
45	Lévêque (Alphonse)....	Sold. 2ᵉ cl.	Idem.	Idem.	?	?
46	Sage (Georges)........	Idem.	Idem.	Idem.	?	?
47	Berland (Léonard).....	Idem.	11° Régiment d'infⁱᵉ marine.	Idem.	?	?
48	Vilasse (Joseph).......	Sergent.	Idem.	Idem.	?	?
49	Nalhautier (Siméon)...	Sold. 2ᵉ cl.	Idem.	Idem.	?	?
50	Serrières (Marie)......	Idem.	Idem.	Idem.	Balle.	Abdomen.
51	Pravaz (Louis)........	Idem.	9° Régiment d'infⁱᵉ marine.	24 juillet.	Idem.	Cou, vertex.
52	De Battisti (Eugène)...	Lieutenant.	12ᵉ Batterie d'artⁱᵉ marine.	9 août.	?	Genou gauche.

TABLEAU IV.

ÉTAT RÉCAPITULATIF DES HOSPITALISATIONS ET DES DÉCÈS PENDANT LA TRAVERSÉE. (1re ET 2e BRIGADES.)

1re BRIGADE.

Corps de troupe		Officiers	Soldats	Noms des navires	Date et lieu de l'embarquement	Date et lieu du débarquement	Hospitalisés	Décédés
17e Régiment d'infanterie de marine	1er bataillon	16	609	Nive.	1er juillet. (Toulon.)	14 août. (Tong-Kou.)	4	1
	2e bataillon	14	607	Cachar.	1er juillet. (Toulon.)	23 août. (Tong-Kou.)	9	»
	3e bataillon	16	648	Colombo, Cachar.	3 juillet. (Toulon.)	23 août. (Tong-Kou.)	26	1
18e Régiment d'infanterie de marine	1er bataillon	16	668	Vinh-Long.	12 juillet. (Toulon.)	25 août. (Tong-Kou.)	27	»
	2e bataillon	15	600	Tigre.	21 juillet. (Toulon.)	1er septembre. (Tong-Kou.)	6	»
	3e bataillon	15	600	Simaï, Tigre.	20 et 21 juillet. (Toulon.)	1er septembre. (Tong-Kou.)	7	3
Artillerie de marine	1re batterie de montagne.	7	103	Nive.	1er juillet. (Toulon.)	14 août. (Tong-Kou.)	3	1
	2e batterie de montagne.	5	103	Colombo, Frimat.	3 juillet. (Toulon.)	24 août. (Tong-Kou.)	3	»
	6e batterie de campagne.	6	150	Manche.	18 juillet. (Toulon.)	28 août. (Tong-Kou.)	1	»
Totaux		110	4 088				86	6

Nature des maladies et nature des décès (mêmes lignes) :

Corps de troupe	Embarras gastriques fébriles et fièvre typhoïde	Paludisme	Diarrhée et dysenterie	Voies respiratoires	Maladies vénériennes	Abcès et phlegmons	Traumatismes	Coup de chaleur	Divers	Fièvre typhoïde	Angine	Péritonite	Coup de chaleur	Submersion	Fracture du crâne	Disparus
17e — 1er bataillon	5	1	3	»	»	»	»	»	»	1	»	»	»	»	»	»
17e — 2e bataillon	1	1	2	»	»	2	1	»	3	»	»	»	»	»	»	»
17e — 3e bataillon	7	»	2	5	1	»	»	»	3	»	1	»	»	»	»	»
18e — 1er bataillon	3	»	3	»	1	3	»	»	20	»	»	»	»	»	»	»
18e — 2e bataillon	1	1	1	1	1	»	1	»	»	»	»	»	»	»	»	»
18e — 3e bataillon	1	1	3	»	»	»	»	»	3	»	»	»	»	2	1	»
Art. — 1re batt. montagne	3	»	1	»	»	»	»	»	»	1	»	»	»	»	»	»
Art. — 2e batt. montagne	2	»	»	»	»	»	»	»	1	»	»	»	»	»	»	»
Art. — 6e batt. campagne	»	»	»	»	1	»	»	»	»	»	»	»	»	»	»	»
Totaux	23	4	15	5	4	5	2	»	28	2	1	»	»	2	1	»

TABLEAU IV. (*Suite.*)

ÉTAT RÉCAPITULATIF DES HOSPITALISATIONS ET DES DÉCÈS PENDANT LA TRAVERSÉE. (1ʳᵉ ET 2ᵉ BRIGADES.) [*Suite.*]

CORPS DE TROUPE.	EFFECTIFS.		NOMBRE de MALADES.	
	Officiers.	Soldats.	Hospitalisés.	Décédés.
2ᵉ BRIGADE.				
Régiment d'infanterie de marche..............	"	3 000	43	6
Régiment de zouaves de marche...............	"	4 000	79	3
Infirmiers, commis et ouvriers d'administration.....	"	700	4	"
Train des équipages militaires.................	"	400	3	"
Génie et aérostiers........................	"	350	15	"
Chasseurs d'Afrique.......................	"	200	6	2
Artillerie................................	"	600	4	3
Totaux....................	"	9 250	154	14
Report des totaux de la 1ʳᵉ brigade....	110	4 088	86	6
Totaux généraux.............	110	13 338	240	20

CORPS DE TROUPE.	NATURE DES MALADIES.									NATURE DES DÉCÈS.						
	Embarras gastriques fébriles et fièvre typhoïde.	Paludisme.	Diarrhée et dysenterie.	Voies respiratoires.	Maladies vénériennes.	Abcès et phlegmons.	Traumatismes.	Coup de chaleur.	Divers.	Fièvre typhoïde.	Angine.	Péritonite.	Coup de chaleur.	Submersion.	Fractures du crâne.	Disparus.
Régiment d'infanterie de marche.	"	"	"	"	"	"	"	13	30	"	"	"	4	"	"	2
Régiment de zouaves de marche.	"	"	"	"	"	"	"	36	43	"	"	"	3	"	"	"
Infirmiers, commis et ouvriers d'administration.	"	"	"	"	"	"	"	"	4	"	"	"	"	"	"	"
Train des équipages militaires.	"	"	"	"	"	"	"	"	3	"	"	"	"	"	"	"
Génie et aérostiers.	"	"	"	"	"	"	"	12	3	"	"	"	"	"	"	"
Chasseurs d'Afrique.	"	"	"	"	"	"	"	"	6	"	"	1	1	"	"	"
Artillerie.	"	"	"	"	"	"	"	"	4	3	"	"	"	"	"	"
Totaux.	"	"	"	"	"	"	"	61	93	3	"	1	8	"	"	2
Report des totaux de la 1ʳᵉ brigade.	23	4	15	5	4	5	2	"	28	2	1	"	"	2	1	"
Totaux généraux.	23	4	15	5	4	5	2	61	121	5	1	1	8	2	1	2

     RAPPORT MÉDICAL

TABLEAU V.

STATISTIQUE MÉDICALE.

Entrées aux hôpitaux du Corps expéditionnaire.

PÉKIN — Ambulance provisoire de la mission catholique du nouveau Pétang. / Ambulance du palais Ting. / Hôpital temporaire n° 2.

TIEN-TSIN — Hôpital général. / Hôpital de l'école de médecine. / Hôpital militaire français, hôpital temporaire n° 1.

PAO-TING-FOU — Ambulance de la 2° brigade. / Hôpital de campagne n° 1.

MALADIES.	MOIS													TOTAL des entrées.	DÉCÈS.
	JUIN.	JUILLET.	AOÛT.	SEPTEMBRE.	OCTOBRE.	NOVEMBRE.	DÉCEMBRE.	JANVIER.	FÉVRIER.	MARS.	AVRIL.	MAI.	JUIN.		
MALADIES GÉNÉRALES.															
Fièvre éphémère, courbature, fatigue	»	»	»	16	36	8	2	10	7	7	7	8	5	106	»
Grippes, fièvre catarrhale	»	»	»	»	»	11	29	28	20	24	20	12	4	148	3
Embarras gastrique fébrile	»	»	2	25	57	45	14	9	11	10	26	15	44	258	»
Fièvre typhoïde	»	»	7	20	78	104	59	29	22	16	»	16	24	375	[1]100
Variole	»	»	»	»	»	»	»	1	»	3	»	»	»	4	1
Varioloïde	»	»	»	»	»	»	»	»	»	2	1	»	»	3	»
Varicelle	»	»	»	»	»	»	»	»	1	»	»	»	»	1	»
Typhus exanthématique	»	»	»	10	2	»	»	»	»	»	»	»	»	12	10
Rougeole	»	»	»	2	»	»	»	1	1	»	»	»	4	7	»
Scarlatine	»	»	»	»	»	»	»	»	1	»	»	»	»	1	»
Oreillons	»	»	»	»	»	»	1	»	»	»	»	»	»	1	»
Érsipèle	»	»	»	»	»	»	1	»	»	»	»	»	»	1	»
Paludisme	»	6	27	56	73	14	8	3	3	4	1	7	6	208	2

[1] Dont 1 convalescent mort subitement.

MALADIES.	MOIS.													TOTAL des entrées.	DÉCÈS.
	JUIN.	JUILLET.	AOÛT.	SEPTEMBRE.	OCTOBRE.	NOVEMBRE.	DÉCEMBRE.	JANVIER.	FÉVRIER.	MARS.	AVRIL.	MAI.	JUIN.		
Tuberculose	"	"	"	1	2	7	1	5	6	6	7	9	13	56	13
Diphtérie	"	"	"	"	"	"	"	"	"	1	"	"	2	3	"
Rage (morsure)	"	"	"	"	"	"	"	1	1	1	2	1	3	9	1
Rhumatisme musculaire	"	"	2	3	5	5	18	11	5	12	8	18	8	99	"
Anémie	"	1	25	33	40	8	4	"	3	28	6	25	18	191	1
Scorbut	"	"	"	"	"	"	"	"	"	1	"	"	"	1	"
Alcoolisme	"	"	"	"	"	"	1	"	"	1	"	3	3	7	"
Intoxication	"	"	"	"	"	"	"	1	1	"	"	"	"	2	"
Béribéri	"	2	"	"	"	"	"	"	"	"	"	"	"	2	"
MALADIES DU SYSTÈME NERVEUX.															
Névrites	"	"	"	"	"	"	"	"	"	"	1	"	1	2	"
Névralgies (faciales, intercostales)	"	"	"	3	"	3	2	1	2	1	"	2	"	14	"
Myélite aiguë	"	"	"	"	"	"	"	"	"	"	"	"	1	1	"
Atrophie musculaire	"	"	"	"	"	"	"	"	"	1	"	"	"	1	"
Méningite	"	"	"	"	"	"	"	2	"	1	"	"	"	3	[1] 5
Hémorragie cérébrale	"	"	"	"	"	"	"	"	"	"	"	"	"	"	2
Hémiplégie	"	"	"	"	"	"	"	"	1	"	"	"	"	1	"
Zona	"	"	"	"	"	1	"	"	"	"	"	"	"	1	"
Paralysie	"	"	"	"	"	"	"	1	"	"	"	"	"	1	"
Congestion cérébrale	"	"	"	"	"	"	"	1	"	"	"	"	"	1	"
Hystérie	"	"	"	"	2	1	2	"	"	1	1	"	"	7	"
Épilepsie	"	"	"	1	"	1	"	2	1	2	1	2	"	10	"
Vertige	"	"	"	"	"	"	"	"	1	"	"	"	"	1	"
Nostalgie	"	"	"	"	1	1	"	"	"	1	"	"	"	3	"
Aliénation mentale	"	1	"	2	2	1	"	"	3	2	1	2	"	14	"
MALADIES DE L'APPAREIL RESPIRATOIRE.															
Épistaxis	"	"	"	"	"	"	"	"	"	"	1	"	"	1	"
Polypes des fosses nasales	"	"	"	"	"	"	"	"	"	1	"	"	"	1	"
Laryngite aiguë	"	"	"	"	"	2	4	5	8	23	5	"	"	47	"
Bronchite aiguë	"	"	7	15	31	29	33	28	17	21	9	17	6	213	"
Bronchite chronique	"	"	"	2	2	3	4	4	5	21	2	4	10	57	"

[1] Dont 2 dans les infirmeries-ambulances.

MALADIES.	JUIN.	JUILLET.	AOÛT.	SEPTEMBRE.	OCTOBRE.	NOVEMBRE.	DÉCEMBRE.	JANVIER.	FÉVRIER.	MARS.	AVRIL.	MAI.	JUIN.	TOTAL des entrées.	DÉCÈS.
Congestion pulmonaire..	"	1	1	2	3	6	11	6	3	9	5	"	1	48	1
Hémoptysie............	"	"	"	1	"	"	"	"	"	"	1	"	"	2	"
Emphysème pulmonaire.	"	"	"	"	1	"	1	3	2	2	1	1	"	11	"
Broncho-pneumonie....	"	"	"	"	"	6	7	"	"	"	"	"	"	13	"
Pneumonie	"	"	1	2	"	7	10	13	15	20	8	4	1	81	15
Pleurésie............	"	"	"	1	4	2	7	6	2	7	2	5	6	42	2
Asphyxie par l'oxyde de carbone........	"	"	"	"	1	"	"	"	"	"	"	"	"	1	"
MALADIES DES APPAREILS CIRCULATOIRE ET LYMPHATIQUE.															
Palpitations..........	"	"	"	1	2	"	"	1	1	3	2	2	2	14	"
Hypertrophie du cœur..	"	"	"	"	"	"	"	"	"	3	"	"	"	3	"
Myocardite	"	"	"	"	"	"	"	"	"	1	"	"	1	2	2
Endocardite.........".,	"	"	"	"	"	1	1	1	2	3	1	"	"	9	"
Péricardite...........	"	"	"	"	"	"	1	"	"	1	"	1	"	3	"
Angine de poitrine	"	"	"	"	"	"	"	1	"	1	1	"	"	3	"
Syncope.............	"	"	"	"	1	"	"	"	"	"	"	3	"	4	"
Varices.............	"	"	"	"	1	"	"	1	"	3	4	2	2	13	"
Phlébite.............	"	"	"	"	"	1	3	"	"	1	"	"	"	5	"
Lymphangite.........	"	"	"	3	"	"	"	"	"	2	2	2	"	9	"
Adénite non spécifique..	"	"	1	1	2	1	3	5	1	3	4	2	3	26	"
MALADIES DE L'APPAREIL DIGESTIF.															
Affection des dents et complications........	"	"	"	"	"	"	"	1	1	"	1	"	"	3	"
Stomatite............	"	"	"	"	1	"	"	"	"	"	"	"	"	1	"
Stomatite ulcéro-membraneuse.............	"	"	"	"	"	1	2	"	"	1	1	1	"	6	"
Glossite..............	"	"	"	"	"	"	1	"	"	"	"	"	"	1	"
Amygdalite	"	"	"	"	1	1	9	5	7	4	3	1	3	34	.
Angine aiguë.........	"	"	1	2	4	10	7	3	4	5	3	4	7	50	1
Dyspepsie	"	2	1	1	"	1	1	1	1	5	4	9	5	31	"
Gastrite..............	"	1	"	"	1	"	"	"	1	"	"	"	5	8	"
Ulcère rond de l'estomac.	"	"	"	"	"	"	"	"	"	"	"	1	"	1	"
Embarras gastrique S. F.	"	4	14	11	33	2	9	2	1	3	2	10	3	94	"
Constipation	"	"	"	"	"	"	"	1	"	1	1	"	"	3	"
Diarrhée aiguë	"	39	110	77	121	24	10	2	7	10	8	6	11	425	4
Diarrhée chronique.....	"	"	23	21	19	13	4	5	6	11	8	5	7	122	4

MALADIES.	JUIN.	JUILLET.	AOÛT.	SEPTEMBRE.	OCTOBRE.	NOVEMBRE.	DÉCEMBRE.	JANVIER.	FÉVRIER.	MARS.	AVRIL.	MAI.	JUIN.	TOTAL des entrées.	DÉCÈS.
Dysenterie aiguë	»	20	146	226	271	67	31	10	4	8	4	9	22	818	36
Dysenterie chronique	»	»	1	»	»	9	10	6	1	8	1	4	3	43	5
Coliques, entéralgie	»	»	»	»	»	»	»	1	»	»	»	»	2	3	»
Étranglement interne, occlusion intestinale	»	»	»	»	»	»	»	»	»	»	»	»	1	1	»
Hernie	»	»	»	2	»	1	»	»	5	3	3	3	3	20	»
Typhlite	»	»	»	»	»	1	»	»	»	»	»	»	»	1	»
Ténia	»	»	1	3	1	4	4	9	5	60	27	41	36	191	»
Lombries	»	»	»	»	»	»	»	1	»	1	»	»	»	2	»
Hémorroïdes	»	»	»	1	2	1	1	»	2	1	2	2	»	12	»
Fissures à l'anus	»	»	»	»	»	»	»	»	»	»	»	1	»	1	»
Fistule à l'anus	»	»	»	»	1	»	»	1	»	1	»	»	»	3	»
Prolapsus du rectum	»	»	»	1	»	»	»	»	»	»	»	»	»	1	»
Rectite	»	»	10	32	39	5	1	»	»	»	»	»	»	87	1
Péritonite aiguë	»	»	»	»	»	»	»	»	»	»	»	2	»	2	2
Congestion du foie	»	1	2	3	1	2	»	1	2	»	1	7	5	25	»
Hépatite aiguë	»	»	»	»	3	1	2	1	»	2	»	1	1	11	»
Hépatite suppurée	»	»	»	»	2	»	1	»	1	2	»	»	»	6	4
Ictère catarrhal	»	»	1	3	4	20	35	13	3	3	1	4	»	87	»
Ictère grave	»	»	»	»	»	»	»	»	»	»	»	»	1	1	1
Lithiase biliaire, coliques hépatiques	»	»	»	»	»	»	»	1	1	1	1	1	»	5	»
Appendicite	»	»	»	»	»	»	»	1	»	1	»	»	»	2	»
MALADIES NON VÉNÉRIENNES DE L'APPAREIL GÉNITO-URINAIRE.															
Néphrite aiguë	»	»	»	»	»	1	2	»	»	»	»	3	2	8	1
Cystite aiguë	»	»	»	»	»	»	»	»	1	1	6	2	1	11	»
Rétention d'urine	»	1	2	5	5	»	1	»	»	»	1	»	»	15	»
Incontinence d'urine	»	»	»	»	»	1	»	2	»	3	»	»	1	7	»
Urétrite non blennorragique	»	»	»	»	»	»	»	2	»	3	»	1	1	7	»
Rétrécissement de l'urètre	»	»	»	»	»	»	»	»	»	1	»	»	1	2	»
Balanite	»	1	2	6	6	»	2	»	1	2	2	»	1	23	»
Néphrite chronique	»	»	»	»	»	»	»	1	»	»	»	»	»	1	»
Fistule urétrale	»	1	»	»	»	»	1	»	»	»	»	»	»	2	»
Phimosis	»	»	»	»	»	»	1	2	5	2	»	2	»	12	»
Maladie de la prostate	»	»	»	»	»	»	1	»	»	»	»	»	»	1	»

The "MOIS." heading spans the thirteen monthly columns (JUIN. through JUIN.).

MALADIES.	JUIN.	JUILLET.	AOÛT.	SEPTEMBRE.	OCTOBRE.	NOVEMBRE.	DÉCEMBRE.	JANVIER.	FÉVRIER.	MARS.	AVRIL.	MAI.	JUIN.	TOTAL des entrées.	DÉCÈS.
Orchite	"	1	1	4	1	1	"	1	1	1	4	"	2	17	"
Hydrocèle	"	"	"	"	"	"	1	"	1	2	"	"	3	7	"
Varicocèle	"	"	"	"	"	"	"	"	"	"	1	1	"	2	"
MALADIES DU SYSTÈME LOCOMOTEUR.															
Myosite	"	"	"	"	"	"	"	"	"	"	"	1	"	1	"
Synovite tendineuse, kystes	"	"	"	"	"	"	"	2	2	4	"	2	2	12	"
Hernie musculaire	"	"	"	"	"	"	"	"	"	1	1	"	1	3	"
Contracture musculaire	"	"	"	"	"	"	"	"	"	"	"	2	"	2	"
Rupture musculaire, hématome	"	"	"	"	"	1	"	"	"	"	"	"	"	1	"
Périostite	"	1	1	"	1	1	"	"	1	"	"	1	"	6	"
Exostose	"	"	"	"	"	"	"	"	"	"	"	"	1	1	"
Ostéite, ostéo-myélite	"	"	1	2	"	"	1	1	1	1	"	2	"	9	1
Carie, nécrose	"	"	"	"	"	"	1	1	"	1	"	"	"	3	"
Entorse	"	"	"	2	2	1	1	3	1	"	10	7	2	29	"
Arthrite aiguë	"	"	"	"	2	"	2	1	"	2	1	2	1	11	"
Arthrite chronique	"	"	"	"	"	"	"	"	1	"	"	1	"	2	"
Hydarthrose	"	"	2	4	1	1	1	1	"	4	5	6	3	28	"
MALADIES DES YEUX ET DES OREILLES.															
Dacryocystite	"	"	"	"	"	"	"	1	"	"	1	"	"	2	"
Blépharite	"	"	"	"	"	2	2	"	"	"	1	1	"	6	"
Kératite	"	"	"	1	3	"	1	2	1	2	1	3	1	15	"
Taies de la cornée	"	"	"	"	"	"	"	1	"	1	1	"	"	3	"
Conjonctivite aiguë	"	"	1	3	2	8	4	3	4	6	9	1	4	45	"
Conjonctivite chronique	"	"	"	"	"	"	"	"	1	"	1	"	"	2	"
Ophtalmie purulente	"	"	"	"	"	"	1	"	"	"	"	"	"	1	"
Iritis	"	"	"	"	1	"	1	"	"	1	2	2	"	7	"
Atrophie de la pupille	"	"	"	"	"	"	"	"	1	"	"	"	"	1	"
Hypermétropie	"	"	"	"	"	"	"	"	"	"	"	"	1	1	"
Otite chronique	"	"	"	1	1	2	1	11	4	7	"	3	2	32	1
Perforation du tympan	"	"	"	"	"	"	"	"	"	2	1	1	"	4	"
Surdité	"	"	"	"	"	"	"	"	"	1	1	1	1	4	"
Myopie	"	"	"	"	1	"	"	"	"	"	"	"	"	1	"

MALADIES.	JUIN.	JUILLET.	AOÛT.	SEPTEMBRE.	OCTOBRE.	NOVEMBRE.	DÉCEMBRE.	JANVIER.	FÉVRIER.	MARS.	AVRIL.	MAI.	JUIN.	TOTAL des entrées.	DÉCÈS.
MALADIES DE LA PEAU.															
Érythème, intertrigo...	»	»	1	2	3	1	1	1	»	»	»	»	»	9	»
Urticaire.............	»	»	»	»	1	»	»	»	»	»	»	1	2	4	»
Herpès.............	»	»	»	»	»	»	1	»	»	»	1	»	»	2	»
Eczéma.............	»	1	»	5	3	2	3	2	2	3	2	4	2	29	»
Psoriasis.............	»	»	»	»	1	»	»	»	1	»	»	1	»	3	»
Impétigo.............	»	»	»	»	1	2	3	1	»	3	1	»	»	11	»
Ecthyma....	»	»	»	»	»	1	»	1	»	1	»	»	»	3	»
Acné................	»	»	»	»	»	»	»	1	»	1	»	»	»	2	»
Prurigo..............	»	»	»	»	»	»	»	»	1	»	»	»	1	2	»
Teigne faveuse........	»	»	»	»	»	»	1	1	»	»	»	»	»	2	»
Pelade...............	»	»	»	»	3	»	»	»	»	1	»	1	»	5	»
Tricophytie (teigne tonsurante).............	»	»	»	»	»	»	»	»	1	»	»	1	»	2	»
Sycosis...............	»	»	»	»	»	»	»	»	»	1	»	»	»	1	1
Gale.................	»	»	3	10	24	10	16	5	9	5	5	5	4	96	»
MALADIES VÉNÉRIENNES.															
Syphilis primitive......	»	»	»	»	»	»	»	»	»	1	»	»	»	1	»
Syphilis secondaire.....	»	»	»	9	12	6	13	3	8	11	9	7	5	83	»
Syphilis tertiaire......	»	»	»	»	»	»	»	1	»	»	1	»	»	2	»
Chancre mou..........	»	1	9	8	4	7	15	14	14	18	19	12	13	134	1
Adénite..............	»	1	7	17	8	18	18	»	»	»	»	»	»	69	»
Adénite inguinale chancreuse............	»	»	»	»	»	»	»	8	1	8	1	10	8	96	»
Blennorragie..........	»	2	3	6	3	8	18	9	18	17	16	17	11	118	»
LÉSIONS TRAUMATIQUES.															
Crâne...............	»	18	»	»	»	1	»	1	1	1	4	2	1	29	6
Face...............	»	»	»	»	»	2	1	1	2	1	2	2	»	11	»
Cou................	»	6	»	»	»	»	»	»	»	»	»	»	»	6	1
Thorax..............	»	28	»	»	2	»	»	2	2	2	3	2	2	43	6
Nuque et dos.........	»	»	»	»	»	»	1	»	»	»	»	»	»	1	»
Abdomen.............	»	13	»	»	»	1	»	2	»	»	»	1	1	18	5
Épaule..............	»	»	»	»	»	»	»	»	1	2	2	1	1	7	»
Épaule et région claviculaire.............	»	14	»	»	1	5	1	»	»	»	»	»	»	21	1
Orchite traumatique....	»	»	»	»	1	»	»	»	»	»	»	»	»	1	»

MALADIES.	MOIS.													TOTAL des entrées.	DÉCÈS.
	JUIN.	JUILLET.	AOÛT.	SEPTEMBRE.	OCTOBRE.	NOVEMBRE.	DÉCEMBRE.	JANVIER.	FÉVRIER.	MARS.	AVRIL.	MAI.	JUIN.		
Cuisse	"	"	"	"	"	"	"	"	1	"	"	1	1	3	"
Bassin	"	6	"	"	"	1	"	"	"	2	1	"	"	10	"
Hanche	"	2	1	"	"	"	"	"	"	1	"	"	"	4	"
Ano-périnéale	"	"	"	"	"	"	"	"	"	"	1	"	"	1	"
Fracture des membres supérieurs	"	24	"	"	"	"	"	"	"	"	"	"	1	25	"
Main	"	"	1	6	2	3	1	2	"	1	2	2	4	24	"
Fracture de l'humérus	"	"	"	"	"	1	"	"	"	"	"	"	"	1	"
Coude	"	5	"	1	1	"	"	"	1	"	1	3	1	13	"
Fracture du cubitus	"	1	"	"	"	1	"	"	"	"	"	"	"	2	"
Luxation du poignet	"	9	"	"	"	"	1	"	"	"	"	"	"	10	"
Fémur	"	1	1	"	"	2	1	"	"	"	"	"	1	6	"
Genou (hémarthrose)	"	5	"	"	"	1	3	"	"	"	"	"	"	9	2
Jambe	"	"	3	3	2	3	3	2	3	3	8	6	6	42	"
Cou-de-pied	"	"	"	"	1	"	1	"	"	"	"	"	"	2	"
Pied	"	10	7	9	5	3	1	1	1	2	3	4	1	47	"
Orteils	"	"	"	"	1	1	"	"	"	"	"	"	"	2	"
Fracture des membres inférieurs	"	49	"	1	"	"	"	"	"	"	"	"	"	50	"
Lésions des doigts	"	"	"	"	"	2	2	"	"	"	"	"	"	4	"
MALADIES CHIRURGICALES NON CLASSÉES (ACCIDENTS DES PLAIES).															
Abcès	"	"	"	"	"	"	"	1	1	"	"	"	1	3	"
Excoriations, contusions	"	8	"	2	2	6	4	2	2	2	3	1	2	34	"
Tarsalgie	"	"	"	"	"	"	"	"	1	"	"	"	"	1	"
Furoncles	"	1	1	2	2	3	1	"	1	3	1	2	"	17	"
Anthrax	"	"	"	"	"	"	"	"	"	2	"	2	"	4	"
Plegmons, abcès	"	"	4	2	12	6	6	3	3	9	7	7	2	61	"
Panaris	"	"	"	"	"	2	4	1	"	1	"	1	1	10	"
Onyxis, ongle incarné	"	"	"	"	"	"	"	"	"	1	"	"	"	1	"
Tumeurs	"	"	"	"	"	1	"	"	1	3	2	"	"	7	"
Ulcères	"	"	"	3	4	5	1	"	3	"	"	1	"	17	"
Septicémie	"	"	"	"	"	"	1	"	"	"	"	"	"	1	1
Tétanos	"	"	"	"	"	"	1	"	"	1	"	"	"	1	2

MALADIES.	MOIS.													TOTAL des entrées.	DÉCÈS.
	JUIN.	JUILLET.	AOÛT.	SEPTEMBRE.	OCTOBRE.	NOVEMBRE.	DÉCEMBRE.	JANVIER.	FÉVRIER.	MARS.	AVRIL.	MAI.	JUIN.		
ACCIDENTS PRODUITS PAR L'ACTION DIRECTE DE LA CHALEUR OU DU FROID.															
Insolation	"	3	4	"	1	"	"	"	"	"	"	"	"	8	2
Brûlures	"	"	"	3	5	1	3	6	2	6	7	2	2	37	"
Morsures	"	2	"	"	"	"	"	"	"	"	"	"	"	2	"
Blessures par arme à feu.	"	5	"	5	5	1	"	"	"	"	"	"	"	16	1
Fractures	"	"	2	1	1	1	1	"	"	"	"	"	"	6	"
OEdème	"	"	"	"	"	"	1	"	"	"	"	"	"	1	"
En observation	"	"	"	"	"	3	2	2	1	2	"	1	4	15	"
Suicide ou tentative de suicide	"	"	"	"	"	"	"	"	"	"	"	1	2	3	2
MORTS ACCIDENTELLES.															
Assassinés	"	"	"	"	"	"	"	"	"	"	"	"	"	"	2
Accidents	"	"	"	"	"	"	"	"	"	"	"	"	"	"	[1]19
Total	"	298	440	705	987	564	499	347	301	538	352	420	392	5 843	269

[1] Submersion : 1 ; Coup de feu accidentel : 5 ; Accidents divers : 2 ; Chute d'un mur : 3.

RAPPORT MÉDICAL

TABLEAU VI.

SERVICE DE SANTÉ.

Direction.

TABLEAU FAISANT RESSORTIR LE NOMBRE DE DÉCÈS
PAR MOIS ET PAR NATURE DE MALADIE DE JUIN 1900 À JUILLET 1901.

MALADIES.	JUIN.	JUILLET.	AOÛT.	SEPTEMBRE.	OCTOBRE.	NOVEMBRE.	DÉCEMBRE.	JANVIER.	FÉVRIER.	MARS.	AVRIL.	MAI.	JUIN.	TOTAL des décès.
Grippe, fièvre catarrhale	»	»	»	»	»	»	1	1	1	»	»	»	»	3
Fièvre typhoïde........	»	»	3	7	14	23	12	16	6	4	4	5	6	(1) 188
Variole.............	»	»	»	»	»	»	»	1	»	»	»	»	»	1
Typhus exanthématique .	»	»	»	9	1	»	»	»	»	»	»	»	»	10
Paludisme...........	»	»	»	»	»	»	1	»	»	»	1	»	»	2
Tuberculose.........	»	»	»	»	»	1	1	5	3	1	»	2	»	13
Rage (morsure).......	»	»	»	»	»	»	»	1	»	»	»	»	»	1
Anémie.............	»	»	»	»	»	»	»	»	1	»	»	»	»	1
Méningite...........	»	»	»	»	»	»	»	1	1	2	»	1	»	(2) 5
Hémorragie cérébrale ...	»	»	»	»	»	»	»	»	»	1	»	1	»	2
Congestion pulmonaire..	»	»	»	»	»	»	1	»	»	»	»	»	»	1
Pneumonie..........	»	»	1	1	»	1	2	4	1	2	2	1	»	15
Pleurésie...........	»	»	»	»	»	»	»	»	1	»	1	»	»	2
Myocardite..........	»	»	»	»	»	»	»	»	»	»	»	»	2	2
Angine aiguë........	»	»	»	»	1	»	»	»	»	»	»	»	»	1
Diarrhée aiguë........	»	»	1	»	»	»	»	»	3	»	»	»	»	4
Diarrhée chronique.....	»	»	»	2	»	»	»	»	»	1	»	»	1	4
Dysenterie aiguë.......	»	4	3	7	12	1	1	2	1	2	1	2	»	36
Dysenterie chronique ...	»	»	1	»	»	1	3	»	»	»	1	»	»	5
Rectite.............	»	»	»	»	»	»	1	»	»	»	»	»	»	1
Péritonite aiguë	»	»	»	»	»	»	»	»	»	»	»	2	»	2
Hépatite suppurée......	»	»	»	»	2	»	1	»	»	»	»	»	1	4
Ictère grave..........	»	»	»	»	»	»	»	»	»	»	»	»	1	1
Néphrite aiguë........	»	»	»	»	»	»	1	»	»	»	»	»	»	1
Ostéite, ostéo-myélite...	»	»	»	»	»	»	»	»	1	»	»	»	»	1

(1) Dont 1 convalescent mort subitement.

(2) Dont 2 dans les infirmeries-ambulances.

MALADIES.	MOIS.													TOTAL. des décès.
	JUIN.	JUILLET.	AOÛT.	SEPTEMBRE.	OCTOBRE.	NOVEMBRE.	DÉCEMBRE.	JANVIER.	FÉVRIER.	MARS.	AVRIL.	MAI.	JUIN.	
Otite chronique........	"	"	"	"	"	"	1	"	"	"	"	"	"	1
Sycosis..............	"	"	"	"	"	"	"	"	"	"	1	"	"	1
Crâne..............	"	2	"	"	1	"	"	1	"	1	"	1	"	6
Cou..............	"	"	1	"	"	"	"	"	"	"	"	"	"	1
Thorax (coup de feu)...	"	5	"	"	"	1	"	"	"	"	"	"	"	6
Abdomen (coup de feu).	"	3	1	"	1	"	"	"	"	"	"	"	"	5
Genou (hémarthose) [coup de feu].......	"	1	"	"	"	1	"	"	"	"	"	"	"	2
Septicémie...........	"	"	"	"	"	"	1	"	"	"	"	"	"	1
Tétanos.............	"	"	"	"	"	1	"	"	"	"	"	1	"	2
Insolation	"	"	2	"	"	"	"	"	"	"	"	"	"	2
Blessures par arme à feu.	"	"	"	"	1	"	"	"	"	"	"	"	"	1
Suicide ou tentative de suicide............	"	"	"	"	"	"	"	"	"	"	"	1	1	2
Assassinés	"	"	"	"	"	"	"	"	1	"	"	1	"	2
Accidents............	"	"	"	"	"	1	1	4	4	1	3	2	3	[1] 19
TOTAL..........	"	15	13	26	33	31	28	36	24	15	13	20	15	269

[1] Submersion : 9 ; Coup de feu accidentel : 5 ; Accidents divers : 2 ; Chute d'un mur, 3.